21세기
감염병 예방과 치료를 위한
전문가들의 제언

현대인과
바이러스

21세기
감염병 예방과 치료를 위한
전문가들의 제언

현대인과
바이러스

NMC 감염병센터
강유민 · 김가연 · 김연재
김재윤 · 신형식 · 진범식

NMC 국립중앙의료원

『현대인과 바이러스』를 펴내며

　확실한 기록이 없어서 추정할 수밖에 없지만, 학자들은 기원전 약 1만 년 전 농경과 목축이 시작되는 시기부터 감염병이 있었을 것으로 추정합니다. 과학적으로는 이집트의 기원전 16~14세기 돌비석에서 발견된 소아마비 흔적과 기원전 12세기 무렵의 미라에서 발견한 천연두의 흔적을 근거로 듭니다. 기원전 422~420년에 아테네에 역병이 돌아 인구의 4분의 1이 사망했다는 최초의 기록 등 많은 역사기록과 함께, 우리가 잘 아는 '로빈슨 크루소'의 작가 다니엘 디포가 영국 런던의 페스트 상황을 매우 상세하게 기록한 『전염병 연대기』까지 있습니다. 감염병으로 전쟁에서의 승패가 갈리기도 하는 등 감염병이 개인의 삶, 사회, 정치, 경제 전반에 미친 대단한 영향은 역사에 생생한 기록으로 남아 있습니다.

　항생제와 예방백신으로 대표되는 의료의 눈부신 발달로 감염병을 극복하는 인류의 노력도 발전되어 왔습니다. 반면에 현재 알려진 인수공통 감염병만 400여 종이 넘는 시대에 우리가 살고 있는 것도 현실입니다. 최근 21세기 들어 신종 감염병의 전방위적인 공격이 시작됐습니다. 2002년의 사스(중증 급성 호흡기 증후군: Severe Acute Respiratory Syndrome)와 2009년에 전 세계에 유행한 신종플루(신종인플루엔자 A(H1N1): novel swine-origin influenza A(H1N1))는 물론, 아프리카 지역의 풍토병 정도로 알던 에볼라의 선진국으로의 진입, 지난 한 해 대한민국을 국가적 재난 상태로 몰아간 메르스(MERS) 습격 등은 대표적인 예입니다. 올해는 임산부를 공포로 몰아넣는 지카 바이러스가 이미 국내에 상륙해 대책 마련에 분주합니다.

지난 2016년 5월 20일은 메르스 환자가 처음 확진된 지 1년 되는 날이었습니다. 국립중앙의료원 취임 5개월 만에 메르스라는 국가적 감염재난과 맞닥뜨려 위기를 극복한 감염병 중앙거점 의료기관장으로서 느끼는 소회는 실로 남다릅니다. 메르스로 확진된 첫 환자 3명이 우리 국립중앙의료원으로 전원되고, 뚜렷한 치료제가 없는 미지의 질병을 마주하며 우리 의료진과 직원들은 생명의 위협을 무릅쓰고 매일매일 쪽잠으로 버티며 메르스 환자를 살리고자 지극정성으로 노력하면서, 공공보건의료의 중추기관이자 감염병 중앙거점 의료기관으로서 국민의 생명을 지키는 소중한 역할을 마쳤습니다. 그 기간 내내 국립중앙의료원은 극도의 긴장상태에 있었습니다. 국립중앙의료원에서 감염인이 한 명이라도 발생하면 가장 많은 인원이 가장 많은 환자를 돌보던 우리 의료진은 모두 격리되어야 하고 병원은 폐쇄되어야 하는 상황에서 우리는 아플 수도 없었습니다. 그리고 감염인 '0'을 기록하며 감염병과의 전쟁에서 결국 승리하였습니다.

그동안 사스(SARS), 신종플루 등 유사 감염재난이 있었지만, 이번 메르스는 국내 감염인 수만 해도 바이러스의 초기 진원지인 사우디아라비아에 이어 세계 2위라는 불명예를 떠안게 되었습니다. 최첨단 의료 수준을 자랑하는 대한민국이지만, 저수가·고효율로 운영되는 기형적 의료제도가 초래한 과밀 응급실·다인실 병상·가족 간병 문화 등 때문에 질병이 2차, 3차 감염으로 빠르게 확산되어 여느 때보다 격리 수준이 높았습니다. 우리 국립중앙의료원도 국가 공공의료 최고 중심 기관으로서 외래 및 입원 진료를 모두 중단하고 전면 대응하는 상황이었습니다. 또한 국내에서는 역사상 처음으로 발생한 새로운 바이러스 감염에 대응해야 하다 보니, 우리 의료원이 하는 모든 일이 새롭게 시도하는 일일 수밖에 없고, 따라서 쉽지 않은 의사결정의 연속으로 연일 팽팽한 긴박함과 긴장감 속에서 위기관리를 하였습니다. 매일매일 쪽잠을 자며 몸은 파죽음의 상태였으나 머리는 초긴장 상황을 유지하면서도 명료하고 냉철하게 가장 최선의 결정, 가장 현명한 결정을 내려야 했습니다. 부족한 음압병상을 어떻게 운용할 것인지, 턱없이 부족한 장비와 비품은 어떻게 조달할 것인지, 그날그날 고민하는, 실로 전쟁 같은 상황에서도 '환자는 반드시 살린다'라는 결의를 멈출 수는 없었습니다.

중증 환자 중심의 확진 환자 30명과 의심 환자 25명을 치료하기 위해 다학제 진료팀이 아침저녁으로 하루도 쉴 없이 환자 컨퍼런스를 열며 치료를 숙의하고 하루 24시간 내내 환자 살리기에 집중하며 최선을 다하였습니다. 연일 확진자가 늘어나고 의료진 감염이 뉴스에 오르내림에도, 숨 막히는 방호복의 열기를 감내하며 미지의 질환에 매 순간 생명의 위협을 받으면서도 환자 진료를 위해 당당히 병동으로 들어가는 의료진과, 24시간 비상 당직 체제를 가동하는 간호사 및 행정 직원들의 일사불란한 움직임을 지켜보며 제 마음속에는 눈물이 그렁그렁하였습니다.

감염재난의 의료 현장에서 가족과 생이별하고 격리된 공간에서 진료를 받아야 하는 환자들의 고통은 고독함을 넘어 두려움으로, 공포로 이어질 뿐 아니라 의료인과 가족들의 고통이 매우 큰 것은 물론, 사회적인 파장도 엄청납니다. 물론 국가 중앙병원으로서 본분을 다해야 한다는 사명감과 의지는 '감염인 0'이라는 자랑스러운 기록을 만들었지만 그 이면에 불안감과 공포심이 숨어 있었습니다. 또한 우리 의료원의 지정학적 특성상 발길이 뚝 끊긴 주변 동대문 상가를 연일 지켜보아야만 했던 일도 오래도록 아픈 기억으로 남을 것입니다.

인류는 그동안 재난을 극복하면서 문명을 발전시켜 왔습니다. 재난은 여전히 계속될 것이며, 감염재난 또한 새로운 형태로 우리 국민과 인류를 위협할 것입니다. 지난 메르스 사태에서도 드러났듯이, 감염병은 재난입니다. 안보의 문제입니다. 생명을 지키는 건강안보(Health Security)는 전쟁과 버금가는, 아니 어쩌면 더 근본적인 상위의 인간안보(Human Security) 개념입니다. 우리 국립중앙의료원은 SARS(2002~2003), 신종플루(2009), 에볼라 바이러스 의심 환자(2014)에 이어 이번 메르스 환자 진료에 이르기까지 공공의료 중심기관으로서 충실하게 역할을 수행해 왔습니다. 이제는 선진국 대열에서 더욱 치밀하고 한층 효과적인 대응을 고민해야 합니다. 미래 사회에 대한 예측을 토대로 국민의 건강권을 어떻게 보장할 것인지, 어떻게 하면 민간 자원과 공공 자원을 효과적으로 활용하여 극대화된 운영의 묘를 찾을지를 체계적으로, 더 늦지 않게 준비해야 할 때입니다. 없었으면 좋았을 메르스 사태임은 분명합니다만 그 위기를 더 심각하게 닥칠지도 모르는 상황을 잘 준비하고 예방하는 기회로 활용해야겠습니다.

메르스 사태를 통해 우리는 차세대의 전 국가적 감염병 전문센터의 역할은 단순히 환자를 진료하는 의료진의 전문성을 확보하는 데에 그치는 것이 아니라 재난 대응 준비로 예방(prevention), 대비(preparedness), 대응(response), 복구(recovery)를 넘어 △ 감염병 최신 지견 개발을 위한 연구, △ 감염병에 대응하는 의료진의 교육 및 의료기관 운영을 위한 가이드라인 마련, △ 전국적 의료기관 및 지자체 네트워크 운영과 같은 효율적이고 체계적인 협력 네트워크 운영에 더욱더 심혈을 기울여야 한다는, 이론만이 아닌 실질적인 커다란 교훈을 치열한 전쟁터 같은 현장에서 얻었습니다. 더욱이 거점 기관들 사이의 네트워크와 긴밀한 협력 체계가 기반이 될 때에 또다시 다가올 국가적 재난 상황에 대한 거시적·미시적 차원에서의 대응책 마련과 전문성 도모가 가능하기 때문입니다. 여기에도 긴밀한 다학제적 민관 협력(Public-Private Partnership)과 좋은 거버넌스(Good Governance)는 중요한 해결책의 하나가 될 것입니다.

메르스 대응 과정에서 우리 국립중앙의료원은 '중앙거점 의료기관'으로서 다른 지역 및 권역거점 의료기관의 메르스 관리 역량을 향상시키기 위해 다양한 방법으로 진료 공조 체계를 확립하고 실질적인 지원 활동을 전개하였습니다. 순간순간이 긴박한 상황에서도 국가중추기관으로서의 공적 사명감과 헌신으로 우리 의료원의 실제 경험을 토대로 『메르스(MERS) 감염병 관리기관 실무대응지침』을 발간·보급한 일과 『개인보호장구 착탈방법 동영상(PAPR 가이드라인)』을 긴급히 제작·보급한 것은 황망한 상황에서 메르스 환자 진료를 담당하던 여러 병원에 유용한 도움이 되었기를 기대합니다. 또한 개인보호장구를 비롯하여 이동형 음압기와 음압텐트 등 긴급하게 구비해야 하는 장비 및 물품을 지원하는 역할도 최선을 다하여 수행하였습니다. 메르스 대응 과정에서 국립중앙의료원은 '국가 중앙 감염병 전문병원'으로 지정됐고, 각종 신종 바이러스를 비롯한 다양한 감염병 치료를 선도하기 위한 역할 강화에 주력하고 있습니다. 공공보건의료의 중추기관으로서 공동선을 향한 우리 국립중앙의료원의 중추적 역할은 더욱더 중요해질 것입니다.

이제 교통수단의 발달로 세계가 1일 생활권에 접어든 21세기는 모든 풍토병이 모든 사람에게 노출되어 있습니다. 따라서 감염병은 더는 피할 수 있는 질병이 아닙니다. 제대로 된 대응법을 구축하는 것만이 감염병 시대를 슬기롭게 헤쳐 나갈 수 있는 유일한 길입니다.

이에 21세기에 유행하는 바이러스 감염병의 현황 및 실태를 파악하고, 감염병 예방을 위한 감염 질환 전문가들의 제언을 수록한 『현대인과 바이러스』를 이번에 발간하고자 하며 이는 국립중앙의료원이 중앙감염병 전문병원으로 도약하기 위한 발판이 될 것으로 기대하고 있습니다.

끝으로 메르스, 신종인플루엔자, 노로, 진드기 매개 감염병, 지카, HIV, 에볼라 등 우리가 대응해야 할 중요한 바이러스 감염병에 대해 소중한 연구 자료를 주신 필자 선생님들께 깊은 감사의 말씀을 드리며, 여기에 더하여 지난해 감염전쟁을 꿋꿋하게 치러 준 우리 의료원 직원 여러분께 '자랑스럽다'는 말씀과 함께 감사의 말씀 올립니다. 그리고 따뜻한 마음으로 응원의 메시지를 보내 주신 국민 여러분께 깊이 머리 숙여 감사의 마음 전하고자 합니다. 앞으로 이 책이 국내 바이러스 감염병 예방과 극복에 힘쓰는 의료진과 일반인을 위한 훌륭한 지침서가 되기를 바랍니다.

2016년 6월
국립중앙의료원장 안명옥

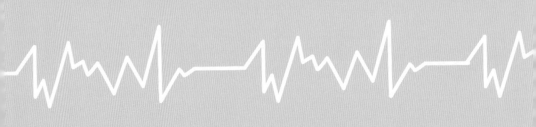

차례

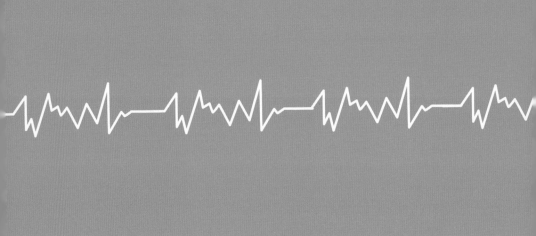

중동 호흡기 증후군, 메르스

신종 감염병에 대비할 힘을 기르다

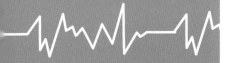

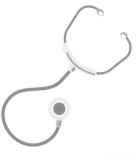

김가연
NMC 감염병센터 전문의

설마, 메르스는 아니겠지?

2015년 5월, ○○시의 공립고등학교에서 1학년 3반 담임교사로 근무하는 34세 준수 씨는 조금 마르고 왜소한 겉모습과는 달리 건강과 체력이 자랑입니다. 지금껏 아파서 병원에 가 본 적이 한 번도 없다죠. 그런데 며칠 전부터 부쩍 몸이 무거운 느낌을 받더니 오늘은 온몸에 열이 나고 기침이 멈추지 않습니다. 그래도 준수 씨는 '요즘 진로 상담, 시험 출제에다가 퇴근 후에는 가출한 동관이 녀석 찾아다니느라 쉬지를 못해서 컨디션이 안 좋은 것이겠지'라고 대수롭지 않게 생각했어요. 심한 감기 몸살 정도일 테니 푹 자고 나면 좋아질 것으로 생각하고 퇴근하자마자 집으로 와서 일찍 잠을 청했습니다.

하룻밤 지나고 난 아침, 상태는 더 악화되었습니다. 기침은 더 심해졌고 숨이 가빠 호흡이 곤란할 지경이었습니다. 체온은 38도를 훌쩍 넘었네요. 자리에서 일어나기도 힘들었지만 학교축제준비모임이 있는 날이라 출근길에 나섰습니다. 그러고 보니 지하철에는 마스크를 착용한 사람들이 눈에 띄게 많아졌어요. 며칠 전에 '메르스(MERS)'로 확진 받은 환자가 국내에 발생했다는 뉴스 때문이었겠죠. 준수 씨가 기침을 하자 사람들이 기분 나쁜 표정을 지으며 비켜섭니다. 준수 씨는 자신이 무슨 더러운 병에 걸린 것 같은 취급을 받는 듯해 몹시 기분이 나빠졌습니다. 그런데 그러고 보니 메르스 증상이 준수 씨의 증세와 아주 비슷하군요. 하지만 준수 씨 자신은 중동에 간 적도 없고 갈 일도 없고 아무리 생각해도 메르스에 감염될 일은 없다고 생각했습니다.

일단 급한 대로 약국에서 감기약을 지어 먹고 일을 시작했습니다. 열이 계속 나고 기침도 지속되었지만 그런대로 하루는 넘긴 것 같았어요. 집에 돌아와 뉴스를 보니 '메르스'에 관한 기사가 연이어 나왔습니다. 뉴스 앵커는 긴장된 목소리로 메르스로 확진 받은 사람이 지속적으로 발생하고 있으며, 확진 환자는 빠른 속도로 늘고 있는 추세라고 했습니다. 준수 씨는 뉴스를 보다가 가슴이 덜컥 내려앉았습니다. 이번에 확진 받은 환자가 오랫동안 머물렀던 병원에 2주일 전 동료 교사가 축구를 하다가 다쳐 입원하는 바람에 병문안을 다녀왔던 기억이 생생했기 때문입니다. '혹시 내가? 에이, 설마, 메르스는 아니겠지?' 혹시나 하는 마음에 떨리는 손으로 그 동료에게 전화를 걸었지만 동료는 전화를 계속 받지 않았습니다. 준수 씨는 퇴근해 집으로 돌아와서 인터넷으로 메르스 관련 뉴스를 모두 읽어 보고는 '내일 병원부터 가 봐야겠다'고 마음을 먹었습니다. 그러나 준수 씨의 계획은 이루어지지 못했습니다. 준수 씨는 메르스 확진 환자와 같은 공간에 있었고 증상까지 메르스 감염이 의심되어 격리되어야 했기 때문입니다. 준수 씨는 세상과 격리된 채 1주일 넘게 검사 결과를 기다렸고 '음성' 판정을 받을 때까지의 그 며칠 동안, 자신이 1학년 3반 아이들을 위험하게 했다는 자책감과 함께 두려움과 소외감에 몸부림치면서 지옥과 같은 시간을 보내야 했습니다.

위의 이야기는 2015년 메르스로 전국이 공포에 휩싸였을 때 '메르스 의심 환자'로 분류되어 일상으로부터 격리되었던 많은 이들의 사례를 재구성해 본 것입니다. 한국에서 메르스 유행은 2015년 5월 중동을 다녀온 남성이 메르스로 확진되면서 시작되었습니다. 이후 환자와 접촉을 한 사람들 중 2차 감염인이 발생했고, 2차 감염인이 방문한 병원들에서 추가 감염인이 발생했습니다. 결국 16,752명이 격리되었다가 해제되었고, 186명이 메르스 확진 판정을 받아, 완치된 사람이 148명, 사망한 사람이 38명이었습니다.

이렇게 한국에서 발생한 메르스 유행은 아라비아 반도 밖에서 발생한 유행 중 가장 규모가 컸습니다. 메르스의 유행은 한국의 공중보건뿐만 아니라 경제, 관광 등에도 영향을 끼쳤습니다. 아직 메르스 코로나 바이러스에 대해 알려지지 않은 점들이 많기 때문에 한국에서의 메르스 유행은 세계적으로 큰 관심사였습니다.

적절한 조치를 위해서는 메르스 역학에 대한 정확한 정보가 필요한데, 메르스의 역학에 관해서는 아직 알려지지 않은 내용이 많습니다.

이러한 메르스 유행은 이전에 아라비아 반도에서 유행하였던 방식과 많이 비슷합니다.

병원에서 감염이 발생하다

아라비아 반도 밖에서 발생한 유행 중 가장 큰 규모였던 한국의 메르스 유행
코로나 바이러스 감염은 전체 감기의 15% 정도
병원에서 이루어지는 사람과 사람 간 전파가 가장 흔해

메르스(MERS)는 중동 호흡기 증후군을 뜻하는 Middle East Respiratory Syndrome을 줄인 용어입니다. 메르스는 질환명이며, 이러한 메르스를 일으키는 원인균은 메르스 코로나 바이러스(MERS-Coronavirus, MERS-CoV)입니다.

지역사회에서 발생한 코로나 바이러스 감염은 전체 감기의 15% 정

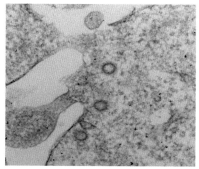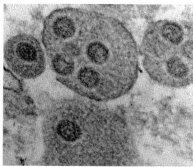

세포 내 있는 국내 메르스 바이러스 전자현미경 사진
출처_질병관리본부 국립보건연구원 호흡기바이러스과

도를 차지합니다. 중동 호흡기 증후군을 일으키는 메르스 코로나 바이러스도 코로나 바이러스의 한 종입니다. 메르스 코로나 바이러스는 2012년 6월 사우디아라비아에서 심한 폐렴이 걸렸던 한 남성의 가래 검체에서 동정되었습니다. 당시 바이러스는 박쥐 코로나 바이러스와 비슷한 새로운 종류의 코로나 바이러스임이 알려졌습니다. 이 보고가 나오자 중동 지역에서 유사한 폐렴으로 진단받은 수백 개의 사례에 대한 보고가 이어졌습니다. 사람에서 사람으로 전파된다는 사실이 밝혀졌고, 특별히 병원에서 주로 감염이 발생한다는 사실이 알려졌습니다.

새로운 코로나 바이러스인 메르스 코로나 바이러스는 2012년 9월 국제 전염병기구 소식지인 '프로메드 메일(ProMED-mail)'에 처음으로 보고되었습니다. 이후 2014년 5월까지 537건의 추가 사례가 보고되었고, 이 중 145명이 사망했습니다. 그리고 그 가운데 400례 이상이 사우디아라비아 왕국에서 발생했고, 나머지 사례의 대부분은 아랍에미리트, 카타르, 요르단, 쿠웨이트에서 발생했습니다. 또한 이러한 지역을 여행하고 이집트, 튀니지, 독일, 이탈리아, 영국, 말레이시아, 필리핀, 미국 등의 나라로 돌아간 여행자들에서도 이따금 환자가 발생했습니다. 한국에서도 2015년 5월 중동 지역을 여행하고 돌아온 여행자에서 메르스가 발병했습니다.

메르스 코로나 바이러스가 어디에서 왔는지는 아직까지 명확하지 않습니다. 전문가들은 동물에서 왔을 가능성이 클 것으로 보고 있습니다. 아프리카와 중동 지역의 낙타에서 메르스 코로나 바이러스에 감염된 사례들이 많이 발견되었고, 이에 따라 낙타로부터 사람으로 메르스가 옮겨 왔을 가능성이 있을 것으로 여겨집니다. 낙타 또는 다른 동물들이 메르스 코로나 바이러스 전파에 어떤 역할을 하는지에 대해서는 추가적인 연구가 더 필요합니다. 사람들 사이의 메르스 전파 양상을 보면, 병원 환경에서 사람과 사람 간 전파가 가장 흔한 양상이며, 병원 이외의 환경에서 일상적인 접촉으로 전파가 이루어지는 일은 흔하지 않은 것으로 보입니다.

임상 양상 및 전파

> *감염 증세는 발열, 기침, 호흡곤란 등*
> *기저 질환이 있을수록 병의 경과가 더 위중*
> *감염되었더라도 증상 없이 회복된 경우도 있어*

감기와 같은 상기도 감염 증세만을 나타내는 형태부터, 발열 및 기침 등에서 호흡부전으로 진행하는 형태까지 다양한 임상 양상이 있습니다.

메르스에 감염된 많은 환자들이 발열, 기침, 호흡곤란을 호소합니다. 또한 일부 환자들은 설사나 구역감, 구토와 같은 위장관계 증상을 호소하기도 합니다. 폐렴과 신기능 부전 같은 심각한 합병증이 발생하는 사람들도 있습니다. 전 세계적으로 메르스로 확진되었다고 보고된 사람들 10명 중 3~4명은 사망하는 것으로 알려져 있습니다. 사망자들은 기저 질환이 있는 상태였던 사람이 많습니다.

고령이거나 당뇨, 신장질환 등의 기저 질환이 있는 경우에는 병의 경과가 더 위중한 경향을 보였습니다. 다른 사람들 중에는 메르스 코로나 바이러스에 감염되었다고 하더라도 감기와 같은 경미한 증상만 있거나, 증상이 없다가 회복된 경우들도 있습니다.

메르스 코로나 바이러스는 다른 코로나 바이러스와 마찬가지로, 감염된 사람의 호흡기 분비물을 통해 전파되는 것으로 알려져 있습니다. 그러나 바이러스가 전파되는 정확한 경로에 대해서는 아직 밝혀지지 않은 점들이 많이 있습니다. 낙타로부터 어떠한 경로로, 얼마나 높은 빈도로 사람에게 메르스 코로나 바이러스가 옮겨 오게 되는지, 메르

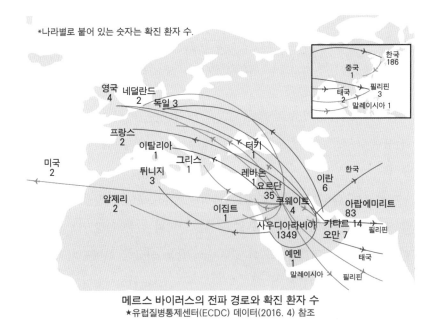

메르스 바이러스의 전파 경로와 확진 환자 수
★유럽질병통제센터(ECDC) 데이터(2016. 4) 참조

스를 앓고 난 이후에 항체 형성은 어느 시기에 어느 정도 되어서 얼마나 오래 지속되는지, 메르스 환자에서 메르스 바이러스는 각기 다른 검체에서 어느 시기까지 지속적으로 검출이 되는지 등에 대해서 더 많은 연구가 필요합니다.

메르스 환자는 모두 아라비아 반도 인근에서 감염되거나, 아라비아 반도 인근을 여행하고 돌아와서 발병된 경우였습니다. 일부 사람들은 아라비아 반도 인근을 여행하고 온 여행자로부터 추가로 감염되었습니다. 그리고 아라비아 반도 밖에서 일어난 가장 큰 메르스 유행은 바로 2015년 대한민국에서 발생한 메르스 유행입니다.

진단과 치료, 그리고 예방백신

호흡기 검체로 PCR 검사 시행
보존적 치료가 중심
메르스 감염 예방을 위한 백신 연구는 계속되고 있어

환자의 호흡기 검체로 메르스 코로나 바이러스 PCR 검사를 시행하여 바이러스가 존재하는지를 검사해 봅니다. 가래를 잘 뱉어 낼 수 있으면 가래 검체가 좋으며, 뱉어 낼 만큼 가래가 없을 경우에는 코 안쪽을 면봉으로 스왑하여 PCR 검사를 나갈 수 있습니다. 혈액 검체로도 PCR 검사를 시행해 볼 수 있습니다.

메르스의 주 치료는 보존적인 치료입니다. 혈장 치료나 항바이러스제 치료의 효과에 대해서는 앞으로 추가적인 연구가 더 필요합니다.

메르스 감염을 예방하기 위한 목적으로 사용할 수 있는 백신은 아직 없습니다. 그래서 전 세계적으로 메르스 예방백신 연구가 계속되고 있습니다. 미국 월터 리드 육군연구소 연구진은 2016년 3월 국제학술지 『백신』에 전 세계에서 개발하는 메르스 백신이 총 13개라고 발표했습니다. 이 논문을 보면 한국에서도 메르스 백신을 개발 중인 곳이 있습니다.

예방을 위한 수칙

의료진은 접촉 주의 및 비말 주의 원칙을 지켜야
중동 지역 여행 시 각별히 주의해야
일상생활에서는 손 씻기가 가장 손쉽고 효과적

의료진은 병원 내 감염관리를 철저하게 하고, 특히 환자와의 접촉 및 비말(기침이나 재채기 등을 할 때 공기로 배출되는 작은 물방울) 주의 원칙을 지키는 것이 중요하며, 에어로졸(크기가 5마이크로미터 이하인 물방울)을 발생시키는 특별한 상황에서는 공기 전파 감염을 차단하기 위한 노력도 필요합니다. 접촉 주의 및 비말 주의를 하기 위해서는 장갑, 보호복, 고글, 얼굴 가리개, 덧신 등으로 몸의 전체 부위가 노출되지 않도록 감싸 주고, 이러한 보호장구를 벗을 때에 보호장구가 몸에 닿지 않도록 수칙을 지켜야 합니다.

일반인이 중동 지역을 방문한 지 14일 이내에 발열과 호흡기 증상(기침, 호흡곤란 등)이 발생한다면, 의료기관/보건 당국에 전화하여 증상을 이야기하고, 최근 여행지를 언급해야 합니다. 또한 이후 방침이 정해질 때까지는 일을 하러 가거나, 많은 사람들을 만나는 등 다른 사람들에게 전파할 위험성이 있는 활동은 자제하는 것이 좋습니다.

일반적인 호흡기 질환을 예방하기 위한 수칙은 다음과 같습니다.

▶ 외출 후에는 물과 비누로 손을 깨끗이 씻습니다. 아이들도 그렇게 하도록 도와주세요.

▶ 기침이나 재채기를 할 때는 휴지로 코와 입을 가리고 해 주세요. 쓰고 난 휴지는 휴지통에 버려 주세요.

▶ 씻지 않은 손으로 눈, 코, 입을 만지는 것을 자제해 주세요.

▶ 호흡기 증상이 있는 사람들과 키스를 하거나 컵을 같이 쓰는 행위, 식기를 같이 쓰는 행위 등을 삼가 주세요.

메르스에 맞서다

병원 내 감염 방지를 위한 철두철미한 감염관리
반복적인 교육의 감염관리를 몸에 익혀
메르스 환자에게 육체적 고통만큼 컸던 사회적·심리적 부담과 불안감

국립중앙의료원에는 2015년 메르스 유행 당시 30명의 메르스 환자가 입원 진료를 받았습니다. 국립중앙의료원은 메르스의 병원 내 감염 방지를 위해 감염관리에 만전을 기했습니다. 메르스 환자의 분비물과 접촉하지 않도록 적절한 보호장구를 사용하고, 안전하게 보호장구를 벗고, 이 과정에서 메르스 환자의 분비물이 있을 수도 있는 '오염지역'과 그렇지 않은 지역을 잘 구분하여 이에 알맞은 동선을 지키는 것이 중요했습니다. 이러한 일들은 머리로 이해한 후에 몸에 자연스럽게 익히는 것이 필요하기 때문에 이를 위해 반복적으로 교육하고, 훈련 과정 중에 실수가 있는 사항을 알려 주고, 같은 실수를 반복하지 않도록 하는 것이 중요했습니다. 이를 위해 올바르게 보호장구를 입고 벗는 과정을 보여 주는 동영상을 만들어 교육에 사용했고, 보호장구를 탈의하는 방에 CCTV를 설치하여 적절한 보호장구 탈의가 이루어지고 있는지 자료로 남길 수 있도록 했습니다.

또한 보호장구 탈의 훈련의 전문가가 상주하여 탈의를 하는 의료진이 실수하지 않도록 탈의하는 과정을 보면서 실시간으로 조언해 주었습니다. 이러한 감독은 보호장구 착탈 과정이 올바로 이루어지고 오염이 일어나지 않도록 하는 데 크게 기여했습니다.

메르스 환자를 진료한 의료진 중에 발열 또는 호흡기 증상이 발생한 경우에는 24시간 핫라인을 구성하여 감염관리 전담팀에 연락하도록 했고, 즉시 해당 의료진을 근무조에서 제외하고 메르스의 가능성이 없다는 것이 확인될 때까지 격리 조치를 취했습니다. 이 중에 실제로 메르스가 발병한 의료진은 없었습니다. 이와 같이 종국에 발병하지는 않았으나 메르스 의심 환자로 분류하여 격리 조치 및 검사를 시행한 사례들이 많다는 것은, 감염 가능성이 있는 사례들을 적절하게 관리했다는 반증으로 생각해 볼 수 있습니다.

감염관리를 제외한 메르스 환자의 진료는 다른 바이러스성 폐렴 환자의 진료와 유사했습니다. 증상이 경미한 환자들도 있었고, 폐렴이 심한 분들은 인공호흡기의 도움을 받기도 했으며, 이로 인해 다른 장기 기능 부전에 빠진 경우에는 혈액 투석이나 ECMO를 통해 도움을 받았습니다.

하부호흡기에 메르스 코로나 바이러스를 잘 받아들이는 수용체가 있어 메르스 코로나 바이러스는 주로 폐렴을 잘 일으키지만, 폐렴이 심해지면 다른 장기에도 문제가 생기는 양상이 나타난다는 점은 다른 원인균에 의한 폐렴에서도 발견되는 양상입니다. 중동에서 발생한 메르스 사례는 다른 바이러스 감염에 비해 신기능 부전 또한 불러올 위험성이 더 큰 것으로 알려졌습니다.

메르스 유행이 사회적으로 많은 관심을 받고 있었고 격리를 해야 하는 질환이기 때문에, 메르스 환자가 겪어야 했던 심리적인 부담은 일반적인 바이러스성 질환과는 다른 면이 있습니다. 또한 환자의 가장 가까운 가족들은 접촉자로 자가 격리 중인 경우가 있어서 이는 또 다른 고려 사항이 되었습니다.

메르스 에세이

5월 20일 아침 7시, 커피를 들고 자리에 앉자마자 걸려오는 질병관리본부 전화에 "무슨 일 있는 거죠?"라는 대답이 자연스럽게 튀어나왔다. 무슨 일 있는 것이 맞는단다. 그 "무슨 일"은 지난 60일 동안 국립중앙의료원, 대한민국의 시간의 흐름을 바꾸어놓았다. 매일같이 국립중앙의료원으로 메르스 환자들이 이송되기 시작하였다.

메르스 환자의 확진 검사 결과가 저녁에 나오기 때문에 환자의 전원 문의는 주로 밤 열 시 이후에 이루어졌고, 앰뷸런스를 타고 환자가 본원에 도착할 때쯤이면 새벽 한 시가 훌쩍 넘어가 있곤 했다. 일반 전원과는 달리, 보건소 구급차 및 직원을 섭외해서 출발해야 하고, 지체 없이 환자를 바로 데리고 갈 수 있는 동선과 사람들을 대기하도록 해 놓아야 했기 때문에 환자가 병동에 입원했다는 연락을 받을 때까지 정신을 바짝 차리고 있어야 했다. 다 끝나고 새벽 두세 시에 눈을 붙이려고 하면 정신이 말똥말똥하기 일쑤였다.

메르스는 가족 모두를 힘들게 하는 병이기도 했다. 가장 가까운 가족들이 격리 대상자이거나 마찬가지로 메르스 환자인 경우가 많았고, 가족이 상태가 안 좋아질 경우 환자는 이중의 고통에 처하게 되어 무척 안타까웠다. 그래도 의료진과 환자 자신의 노력으로 상태가 좋아지고, 퇴원해서 외래에서 만나는 즐거운 순간들도 있었다. 환자분들은 갑갑해서인지 퇴원하면 시원한 음식을 먹겠다고 벼르던 분들이 많았는데, 외래에서 여쭈어 보니 퇴원하자마자 냉면을 드신 분들이 압도적으로 많았다.

국립중앙의료원에서 30명의 메르스 환자를 60일간 진료하면서 의료진 감염이 없었다는 점은 참 뿌듯한 일이다. 메르스와 같은 감염병의 유행 앞에서는 의료진은 마음 놓고 아플 새도 없다. 앞으로 닥쳐올지도 모를 또 다른 신종 감염병에도 차근차근 대비하는 국립중앙의료원을 꿈꿔 본다.

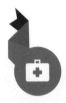

국립중앙의료원의 메르스 대응 기록

★ 메르스 대응 시 발생 상황

- 타 병원에 입원하여 있던 국내 첫 메르스 환자가 국립중앙의료원으로 이송됨. 추후 진단을 받은 두 번째 메르스 환자도 함께 이송됨. 음압 격리 병실에서 메르스 환자 진료를 시작함.
- 첫 메르스 환자가 진단됨에 따라 첫 메르스 환자 접촉자 가운데 메르스 확진 환자들이 발생하였고, 그중 일부가 국립중앙의료원으로 전원됨.
- 메르스 환자 중 인공호흡기 및 투석 치료, 에크모 치료가 필요한 중증 환자가 발생함. 이에 호흡기내과, 신장내과, 흉부외과 등의 해당 과와 협력하여 진료함. 중증 환자 진료팀이 만들어지고, 중증 환자 진료팀이 당직에 함께 참여하게 됨.
- 메르스 환자 진료 시 필요한 적절한 보호장구를 수시로 구비함. 장갑, 가운, 고글, 속덧신, 겉덧신, 안면 보호구와 함께 인공호흡기를 적용한 환자를 진료할 경우에는 전동식 전신 보호복(PAPR)을 적용하도록 하였음.
- 메르스 치료는 대한감염학회에서 발행한 치료 가이드라인 및 이전에 발표된 논문의 자료에 따랐으며, 적응증이 될 경우 항바이러스제, 회복기 혈장 치료 등을 시행함.
- 아침 및 저녁에 임상 의사들이 참여하는 회의가 개최되어 환자 협진에 대한 논의가 이루어짐.

★ 메르스 환자 진료

- 초기 진료는 감염병센터에서 주치의를 맡으며 시작하였음. 추후 인공호흡기 및 다른 과 진료가 필요한 환자들이 입원하면서 적합한 해당

과에서 진료를 하였으며 감염병센터와 협진이 이루어졌음.
- 인공호흡기 치료, ECMO 치료 및 중환자 치료가 필요하였던 환자의 경우 다른 바이러스에 의한 폐렴의 임상 증상 및 진행 양태와 크게 다르지 않았음.

★ 메르스 환자 검사
- 메르스 환자의 검사는 메르스 PCR 등 진단적인 검사를 비롯한 기본적인 생화학 검사들이 본원 진단검사의학과에서 이루어졌음.
- 채혈은 담당 주치의가 직접 수행하였음.
- 병실 내에서 초음파, 심전도 검사, portable X-ray 검사 등을 시행하였음.

★ 메르스 환자 격리
- 접촉 주의, 비말 주의에 따라 격리 조치를 유지하였으며, 에어로졸이 발생하는 시술의 경우 호흡기 전파도 배제할 수 없어, 기관 삽관 등의 시술을 할 때에는 호흡기 전파의 가능성까지 고려한 보호장비를 착용하였음. 인공호흡기를 착용한 환자의 경우에도 방에 들어가는 의료진은 호흡기 전파의 가능성을 고려한 보호장비를 착용하였음.

★ 메르스 환자의 추적 관찰
- 메르스뿐만 아니라 중증의 폐렴을 앓고 지나간 사람에게 후유증이 남을 수 있으므로 이에 대한 추적 관찰을 위한 경과 관찰은 의미가 있음.
- 메르스 환자의 경우 외래에서 흉부 CT 및 폐기능 검사 등으로 경과 추적 관찰 중임.

메르스 유행 시 국립중앙의료원의 진료:
메르스 대응 시 감염병센터 및 감염관리실의 역할

★ 메르스 환자 진료
- 호흡기내과 및 중환자 진료팀과 협력하여 메르스 환자의 임상적인 치료 역할 수행.

★ 원내 감염관리
- 메르스 환자 진료 시 보호구 착용 및 환자 동선 관리.

★ 원내 직원 감염관리
- 메르스 환자를 접촉한 원내 직원 중 발열 혹은 상기도 감염 증상을 보이는 직원은 핫라인으로 신고를 받아 관리함.

★ 원내 직원 대상 메르스 설명회 정기 개최
- 메르스로 인한 불안감을 정확한 사실로 대처하고자 메르스 유행 당시 직원들을 대상으로 한 정기 설명회 개최.

★ 원내 메르스 대응 지침 개발
- 미국 CDC, 질병관리본부, WHO 지침 등을 참고하여 국립중앙의료원 내부의 메르스 대응 지침을 마련.

★ 정부 유관 기관 협조
- WHO 조사단 한국 내원 시 국립중앙의료원에 입원한 메르스 환자의 상황에 대해 프레젠테이션을 하여 한국 메르스의 임상 상황에 대한 정보 제공.
- WHO teleconference에 참여.

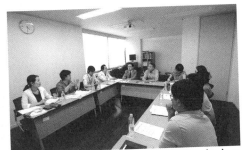

메르스 대책 회의

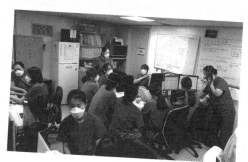

진료회의 중인 간호진

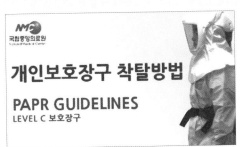

전국 메르스 지역 거점 의료기관을 위한
'개인보호구 착탈의 교육 동영상' 긴급 제작, 배포

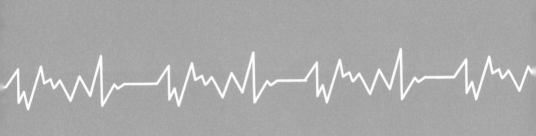

신종인플루엔자

21세기 최초의 감염병 대유행

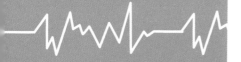

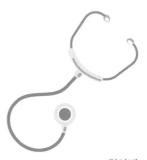

김연재
NMC 감염병센터 전문의

2009년 10월을 기억하십니까?

　서울 종로에 있는 은행에서 근무하는 30세 남성 직장인 현철 씨는 요즈음 들어 목이 칼칼하고 온몸이 쑤시는 듯한 증상을 느낍니다. 그럼에도 현철 씨는 늘 그랬듯 야근과 업무 스트레스 탓으로 넘겨 버렸습니다. 뉴스에서 '돼지독감'이니, '신종플루'라든가 하는 것이 유행한다는 기사를 보고 혹시 설마 내가 뉴스에 나오는 신종인플루엔자 같은 병에 걸린 건 아닐까 하고 생각했지만, 아무래도 그건 먼 나라 이야기였습니다. 푹 자고 나면 괜찮아지겠지…….

　그러나 다음 날 아침, 인후통은 더욱 심해졌고 기침이 심하게 났습니다. 몸이 얻어맞은 것처럼 아팠고 체온을 재어 보니 39도였어요. 자리에서 일어나기도 힘들었지만 중요한 회의가 있는 날이라 급한 대로 약국에서 감기약을 지어 먹고 일을 시작했지만 열이 계속 나고 기침도 지속되었습니다. 집에 돌아와 뉴스를 보니 '신종인플루엔자'에 관한 기사가 연이어 나왔습니다. 신종인플루엔자로 인한 사망자가 지속적으로 발생하고 있으며, 확진 환자는 지역사회를 통해 빠른 속도로 늘고 있는 추세라고 했습니다. '나도 혹시 신종인플루엔자에 걸린 것이 아닐까?' 생각해 보니 신종인플루엔자와 증상도 비슷했지요. 진작 병원에 갔어야 했다고 후회하면서 두근거리는 가슴을 진정시키면서 어느 병원으로 가야 할지 고민했습니다. 인터넷을 찾아보니 치료제인 '타미플루'는 대학병원같이 큰 종합병원에서만 구할 수 있고, 일반 병원에서는 구하기가 어렵다는 소문이 떠돌고 있었습니다. 현철 씨는 서둘러 가까운 A대학병원으로 향했습니다.

　　A대학병원은 그야말로 난리통이었습니다. 진료를 받고 검사를 시행하고 치료제를 받으려는 환자들로 병원 앞은 발 디딜 틈도 없었습니다. 병원 앞에는 대형 컨테이너가 여러 개 설치되어 진료, 검사, 치료제 처방 등을 시행하고 있었죠. 대부분의 환자는 마스크를 하고 진료 차례를 기다리면서 줄을 서 있었고 어린아이를 데리고 온 부모들도 있었어요. 진료가 늦어지자 일부 환자는 큰소리로 항의하기도 하였습니다. 진료를 시행하는 의사, 간호사들은 피곤한 기색이 역력했어요. 언뜻 보기에도 일손이 부족해 보였어요. '인터넷에서 보니 치료제가 부족하다는 소문이 돌던데…….' '이게 웬 난리일까. 마치 전쟁이 난 것 같구나.' 다시 열이 오르기 시작한 현철 씨는 두렵고 답답한 마음이 들었으나 진료실 앞의 줄에서 조용히 차례를 기다릴 수밖에 없었습니다.

21세기 최초의 '판데믹'으로 기록된 바이러스 전염병

인후통과 고열로 시작된 2009년 10월의 공포
폭발적인 환자 수 증가로 확진 환자 수의 집계를 포기했을 정도
유언비어와 음모론까지 횡행

2009년 10월, 대한민국의 병원 앞은 모두가 한마디로 아수라장이었습니다. 그해 4월 미국에서 시작되어 우리나라뿐만 아니라 전 세계를 강타한 '신종인플루엔자'는 21세기 최초의 '판데믹(pandemic, 대유행)'으로 기록된 바이러스 전염병입니다. 이 대유행으로 인해 2009년 9월 20일 기준으로 191개 이상의 국가에서 30만 명이 넘는 환자와 4000명의 사망자가 발생하였고, 2009년 11월 1일에는 사망자가 6000명이 넘었습니다. 많은 국가가 폭발적인 환자 수 증가로 확진 환자 수의 집계를 포기했을 정도입니다.

국내에서는 2009년 4월 28일 첫 추정 환자가 발생했으며 5월 2일에는 첫 확진 환자가, 8월 15일에는 첫 사망 환자가 발생했습니다. 9월 20일까지 1만 5160명의 환자가 발생했습니다. 10월 초부터는 지역사회로의 확산이 빠르게 진행되어 11월 3일에는 정부의 신종인플루엔자 관련 위기 대응 단계가 '심각' 단계로 상향 조치되었습니다. 12월 7일까지 전국적으로 총 196명의 중환자가 발생했고 최종적으로 140명의 사망자가 신종인플루엔자와 관련이 있는 것으로 확인되었습니다.

환자 수의 가파른 증가세와 사망 환자의 발생으로 사회 전체는 혼란에 빠졌습니다. 시민들은 열이 나거나 기침을 하면 패닉 상태가 되어 병원으로 달려갔으며, 학교나 시설을 통해 집단감염의 형태로 퍼져 나가기 시작했죠. 정부는 검사도구나 치료제 확보를 위해 안간힘을 썼지만 수요에 비해 공급이 부족했습니다. 게다가 각종 유언비어와 음모론이 인터넷을 통해 신종인플루엔자의 집단감염처럼 빠르게 번져 혼란은 가중되었죠.

이렇게 온 국민을 공포에 떨게 만든 신종인플루엔자는 과연 어떤 질병이며 어떻게 발생하게 되었을까요? 그리고 신종인플루엔자는 일반적인 계절 독감과 어떻게 다를까요? 흔히, 지피지기면 백전백승이라고 했습니다. 이러한 궁금증들을 하나하나 풀어 가면서 앞으로 또다시 발생할지 모르는 바이러스 감염병에 대응하는 방법을 찾아봅시다.

너의 이름은 신종인플루엔자

이름은 '신종'이지만 사실은 '오래된' 바이러스
돼지, 조류, 사람을 통해 일어난 유전자 변이
또 다른 신종인플루엔자의 출현 가능성

2009년 대유행을 일으킨 신종인플루엔자는 사실, 정식 병명이 아닙니다. 신종인플루엔자는 '신종인플루엔자 바이러스 감염에 의한 급성 열성 호흡기 증후군'을 의미해요. 신종인플루엔자는 이전에는 없던 바이러스로, 유행 초기에는 돼지독감(swine Influenza, SI) 혹은 멕시코

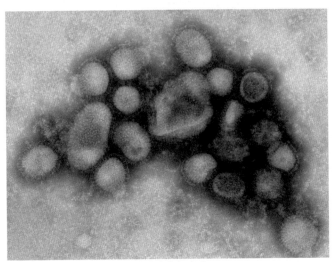

A형 인플루엔자 바이러스의 전자현미경 사진
출처_미국 질병관리본부

독감(Mexico Influenza, MI), 신종독감, 그리고 신종플루 등으로 불리다 결국 '신종인플루엔자 A(H1N1)'으로 명칭이 통일되었죠. 일반인들에게 가장 친숙한 명칭이 '신종인플루엔자'이므로 이 글에서는 '신종인플루엔자 A(H1N1)' 바이러스 및 이에 의한 질환을 통칭하여 '신종인플루엔자'라고 부르기로 하겠습니다.

신종인플루엔자를 일으키는 바이러스의 정식 명칭은 '인플루엔자 A형 H1N1'입니다. 여기서 'H'는 헤마글루티닌(Hemagglutinin), 'N'은 뉴라미니다아제(Neuraminidase)의 약자입니다.

헤마글루티닌은 바이러스를 호흡기세포의 수용체와 결합시켜 세포 속으로 침투시키는 역할을 수행하는데, 이는 호흡기세포의 표면에 존재하는 특정 단백질을 인지함으로써 가능해집니다. 쉽게 말해 헤마글루티닌은 바이러스를 인간의 세포로 침투시키는 '안내자'라고 생각하면 됩니다.

이렇게 인간의 세포 안으로 침투한 바이러스는 그 안의 자원과 에너지를 이용하여 자신의 유전자를 복제합니다. 그리고 엄청나게 많은 숫자로 복제된 바이러스는 서로 연결되어 있습니다. 하지만 복제가 이루어진 숙주 세포를 빠져나가려면 이러한 연결고리가 끊어져야만 가능합니다. 이 연결고리를 끊어 주는 역할을 하는 것이 바로 뉴라미니다아제입니다. 이 효소가 가위 역할을 하여, 복제된 후 엉켜 있는 바이러스들을 분리시켜 세포 밖으로 나갈 수 있게 만듭니다.

이 두 가지 물질의 종류에 따라 인플루엔자의 아형(subtype)이 달라지는데, 헤마글루티닌은 현재까지 18종이 발견되었으며, 뉴라미니다아제는 11종이 있습니다. 이 H와 N의 숫자는 발견된 순서에 따라 정해지며, H와 N의 조합을 통해 인플루엔자의 아형이 결정됩니다. 예를 들어 1957년의 아시아 독감은 H2N2이고 1968년 홍콩독감은 H3N2, 1997년의 조류독감은 H5N1이라는 식입니다.

여기서 질문! 앞서 보았듯이 신종인플루엔자의 정식 명칭은 '인플루엔자 A형 H1N1'이었습니다. 그런데 H1N1이라고 하면 헤마글루티닌 중에서 가장 먼저 발견되고, 뉴라미니다아제 중에서도 가장 먼저 발견된 바이러스의 조합이라는 뜻 아닌가요? 뭔가 이상하죠? 분명 신종인플루엔자라고 했는데 바이러스의 조합은 가장 오래된 이름처럼 보인다니 말입니다.

신종인플루엔자의 이름은 '신종'이지만 사실 이 바이러스는 '오래된' 바이러스입니다. 1918년에 세계적으로 유행한 스페인 독감이 바로 H1N1이었습니다. 그렇다면 신종인플루엔자와 스페인 독감의 차이는 무엇일까요? 이를 이해하려면 유전자의 개념을 알아야 합니다. 모든 세포는 자신의 정보를 유전자에 저장하고 있는데, 인간은 DNA라고 하는 물질에 이 정보를 저장하고 있죠. 반면, 인플루엔자 바이러스는 이러한 정보를 RNA에 보관하고 있어요. 바이러스는 복제가 이루어지는 과정에서 RNA 정보 역시 복제하는데, 이 RNA는 DNA에 비해 유전자 조합이 바뀌어 복제되는 일이 자주 일어납니다. 그 결과로 다양한 변종이 출현하는 거죠. '구형'의 모습을 한 신종인플루엔자가 '신종'인 이유는 바로 이 유전자 변이에 의해서입니다. 결국 같은 H1N1 바이러스이지만 그 유전자 구성이 독특하기 때문에 '신종'이 되었다고 볼 수 있죠. 그러면 어떻게 '신종'이 되었을까요?

결론부터 이야기하자면, 신종인플루엔자 A(H1N1)는 북미의 돼지, 사람, 조류, 유라시아 돼지 인플루엔자 바이러스에서 유래된 유전자들이 혼합되어 탄생했습니다. 따라서 신종인플루엔자의 기원을 이야기하려면 돼지 인플루엔자에 대해 언급할 필요가 있죠. 실제로 신종인플루엔자 유행 초기에는 이 질환을 '돼지독감'이라고 부르기도 했습니다. 돼지만이 아니라 조류도 신종인플루엔자의 출현에 공을 세웠어요. 그러면 이제 신종인플루엔자의 탄생과 관련된 이야기를 시작해 봅시다.

신종인플루엔자의 역사

20세기 최초의 판데믹, 스페인 독감
스페인 독감 사망자 수는 제1차 세계대전 사망자 수보다 세 배가 많아
사람 대 사람의 전파가 효율적으로 이루어지는 신종인플루엔자 바이러스

인플루엔자의 발견은 1901년으로 거슬러 올라갑니다. 당시 이름 모를 전염병이 조류들 사이에서 발생하였는데, 이때 닭에서 최초로 인플루엔자 바이러스가 분리되었습니다. 이 바이러스는 나중에 H7N7으로 불립니다. 1918년에는 일명 '스페인 독감'으로 부르는 인플루엔자 바이러스가 유행했어요.

그런데 문제는 이름이 스페인 독감이라고 해서 스페인 사람들만 걸린 게 아니라는 점이었죠. 사실 이 인플루엔자 바이러스의 호흡기 감염에 의한 열성 질환은 스페인뿐만 아니라 전 세계를 덮쳤습니다. 다만, 대부분의 국가는 언론 통제를 통해 이 심각한 전염병의 전파를 쉬쉬했을 뿐이었죠. 당시 스페인은 언론 통제가 비교적 적어 인플루엔자의 유행 소식이 전 세계로 퍼져 나갈 수 있었습니다. 이것은 20세기 최초의 판데믹이었습니다.

자료에 의하면 1918년과 1919년 사이에 전 세계적으로 약 2500~5000만 명이 희생된 것으로 알려졌으며, 이는 제1차 세계대전의 사망자 수보다 약 세 배가 많다고 합니다. 실제 시작은 1918년 3월 미국 시카고 부근이며, 같은 해 8월 아프리카 서해안의 영국보호령 시에라리온의 수도 프리타운 부근에서 고병원성으로 발전되었습니다. 당시 그 지역에서는 감염인의 약 5%가 사망에 이르렀으며, 일부는 감염된 지 2~3일 만에 사망에 이르기도 했습니다. 아시아 지역 중에서는 일본에서 약 25만 명의 사망자가 발생했다는 기록이 있어요. 국내에서도 '무오년 독감'이라고 하여 1918년 74만 명 이상의 인플루엔자 환자가 있었으며 그중에서 13만 명가량이 사망했다고 합니다.

이렇게 끔찍한 피해를 불러일으킨 스페인 독감의 정식 명칭은 앞서 이야기한 대로 '인플루엔자 A(H1N1)'입니다. 인간에서 H1N1 인플루엔자 바이러스를 분리해 낸 것은 스페인 독감이 유행했던 1918년보다 무려 16년 뒤인 1933년입니다. 잠깐, 무언가 이상하죠? 사람한테서 바이러스를 분리한 것은 1933년에 이루어졌는데, 1918년 인류에게 유행한 질병이 인플루엔자인 것은 어떻게 알았을까요?

전 세계를 뒤덮은 H1N1 인플루엔자는 저 멀리 겨울나라에 살고 있는 알래스카 사람들에게도 죽음의 손길을 뻗쳤습니다. 미 육군 전염병 연구소의 닥터 토벤버그 팀은 스페인 독감에 감염되어 차가운 얼음 땅에 묻힌 임산부의 폐에서 냉동 상태로 있던 인플루엔자 바이러스를 검출해 내었고 이를 분자생물학 기술을 통해 재생·부활시켰습니다. 또한 당시의 대유행에서 살아남은 노인들의 혈액을 채취하여 보니 H1N1 인플루엔자 바이러스의 항체가 발견되었습니다. 이러한 증거를 통해 1918년에 유행하였던 질병의 원인이 인플루엔자인 것을 알게 된 것입니다.

이렇게 엄청나게 많은 사람들을 감염시킨 H1N1 인플루엔자는 심지어 돼지도 그냥 지나치지 않았습니다. 당시에 유행하던 인플루엔자에

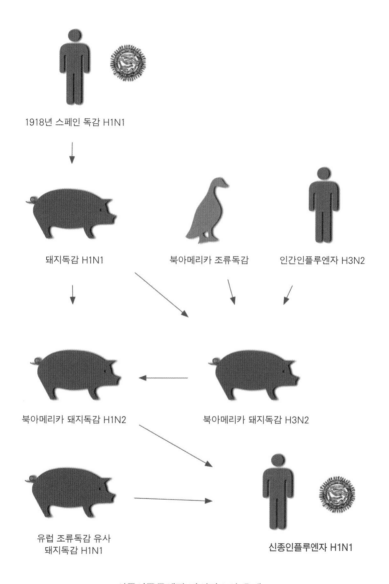

1918년 스페인 독감 H1N1

돼지독감 H1N1   북아메리카 조류독감   인간인플루엔자 H3N2

북아메리카 돼지독감 H1N2   북아메리카 돼지독감 H3N2

유럽 조류독감 유사
돼지독감 H1N1

신종인플루엔자 H1N1

신종인플루엔자 바이러스의 유래

돼지도 감염되어 폐사했던 것입니다. 조류라고 예외는 아니었습니다. 이렇게 사람, 돼지, 조류에 있던 같은 집안 출신의 세 바이러스는 각각의 종 안에서 진화에 진화를 거듭하게 됩니다. 하지만 이렇게 진화를 거듭하면서도 돼지 인플루엔자 혹은 조류 인플루엔자 바이러스가 사람에게 전파되는 '종간 돌파'는 거의 발생하지 않았습니다. 가끔씩 사람도 감염되기는 했지만 결정적으로 사람 대 사람의 전파가 이루어지지 않은 것은 매우 다행스러운 일이었습니다.

그러던 어느 날, 추정컨대 북미 대륙 어딘가의 돼지우리에서 평소와 다름없는 일과를 보내던 아메리칸 돼지의 호흡기는 역사적인 순간을 맞이하게 됩니다. 그 돼지의 몸속에서 아메리칸 돼지 인플루엔자, 조류 인플루엔자, 유라시아 돼지 인플루엔자, 사람 인플루엔자의 유전자가 섞인 새로운 형태의 인플루엔자 바이러스가 증식하게 된 것입니다. 이 바이러스가 이름하여 신종인플루엔자 A(H1N1)입니다. 새롭게 태어난 이 신종인플루엔자 바이러스는 돼지한테서 사람으로 전파되었을 뿐 아니라 놀랍게도 사람에게서 사람으로 효율적으로 전파될 수 있었습니다. 그리고 그것이 우리가 아는 신종인플루엔자 유행의 시작이었습니다.

신종인플루엔자, 너는 누구냐

신종인플루엔자의 대표적인 증상은 고열과 근육통
폐렴 등 합병증 발생 가능성이 큰 데다가 강력한 전염성까지 갖춰

신종인플루엔자에 감염되면 언제부터 어떤 증상들이 나타날까요? 다른 바이러스 질환과 마찬가지로 신종인플루엔자도 잠복기가 있습니다. 일반적인 잠복기는 1~7일로 알려져 있으며, 감염인과 접촉한 후 대개 1~4일 이내에 발병합니다. 환자가 감염력을 나타내는 기간은 증상 발현 하루 전부터 5~7일 정도이거나, 발열이 사라진 후 1일 정도로 추정되는데, 환자가 소아인 경우에는 그 기간이 길어질 수도 있습니다.

신종인플루엔자의 전형적인 증상은 발열, 기침, 인후통, 콧물, 코막힘, 피로감, 두통, 근육통입니다. 이렇게만 늘어놓는다면 우리가 평소에 자주 걸리는 감기와 별로 다르지 않아 보이죠. 신종인플루엔자의 주된 증상은 고열입니다. 그런데 이 고열의 경우 평소 감기에 걸렸을 때 나타나는 발열과 양상이 다르다는 것을 바로 알게 됩니다. 발열이 갑자기 시작되면서 이로 인한 심한 근육통이 동반하는 것입니다. 이런 심한 고열과 근육통 때문에 많은 환자가 발병 시점을 정확하게 알고 있는 것이 특징입니다. 반면에 감기의 경우에는 열이 나긴 나지만 대개 미열이고 언제 시작되었는지도 잘 모르는 경우가 흔합니다.

신종인플루엔자에서 열과 동반하는 근육통도 특징적입니다. 신종인플루엔자뿐만 아니라 일반적인 독감은 경우가 비슷한데, 심한 근육통으로 온몸을 두들겨 맞은 것 같고 꼼짝할 수 없게 되며, 일상생활이 힘들 정도가 됩니다. 이러한 증상은 일반적인 감기와는 확연히 다릅니다. 그래서 독감을 포함한 신종인플루엔자를 일반적인 감기와 구별하는 중요한 임상적 기준이 됩니다.

갑작스러운 발열은 대개 발병 24시간 이내에 나타나고, 2~3일에 걸쳐 서서히 호전됩니다. 하지만 발열이 1주일 이상 지속되는 경우도 있습니다. 근육통 외에도 머리 앞부분의 두통이 나타나기도 하고 관절통, 안구통이 있는 경우도 있습니다. 그런데 노인의 경우에는 발열, 근육통, 인후통 등의 특징적인 증상이 없는 사례도 있으며, 증상은 주로 전신 쇠약감, 어지러움증 등으로 나타나기도 합니다.

기저 질환이 없는 대부분의 환자는 특별한 치료를 받지 않아도 2~5일 정도가 지나면 회복이 시작되고 1주일 정도면 자연스럽게 회복됩니다. 기침은 1~2주까지 지속되기도 합니다. 하지만 65세 이상의 고령자, 만성 심장질환, 당뇨, 만성 신부전 등 만성질환이 있는 환자나 기저 폐질환을 가지고 있는 환자는 심한 폐렴 혹은 이차적인 세균성 폐렴으로 패혈증까지 진행하기도 합니다. 5세 미만의 소아도 합병증이 발생할 수 있는 위험인자입니다. 그러나 이러한 위험인자가 없다고 하더라도 갑작스럽게 폐렴이 진행하는 경우가 있으며 이로 인한 호흡곤란 및 사망에 이르는 사례도 있습니다.

대개 신종인플루엔자는 비말을 통해 전파됩니다. 비말은 우리가 기침이나 재채기 등을 할 때 공기로 배출되는 작은 물방울을 말합니다. 신종인플루엔자에 감염된 환자가 기침이나 재채기를 할 때, 비말에 바이러스가 포함되어 공기 중으로 배출되는데, 비말은 대개 크기가 5마

A형 H1N1 바이러스의 특징

고열·몸살 증상 극심

전염성 강력

합병증 가능성 높아

이크로미터 이상으로 반경 1미터 이내의 포물선을 그리면서 떨어집니다. 따라서 인플루엔자 바이러스의 전파는 비말 전파가 가능한 거리, 즉 환자 주변 1~2미터 이내 밀접한 접촉자에게 주로 발생한다고 보는 것입니다. 반면, 크기가 5마이크로미터 이하인 물방울은 에어로졸이라고 부르는데, 에어로졸은 공기 중에 떠다니기 때문에 환자 반경 1~2미터를 넘어 실내에 있는 사람 모두가 감염될 수 있습니다. 에어로졸은 주로 중환자실에서 기도삽관을 한 환자에게 기관지 흡입 치료를 시행할 때 발생합니다. 따라서 이런 경우에는 음압이 유지되어 바이러스가 외부로 퍼져 나가지 않는 격리병상에서 환자를 진료해야 합니다.

비말을 통한 전파 외에도 호흡기 분비물로 오염된 환경을 통한 전파도 중요한 감염 경로입니다. 신종인플루엔자 바이러스는 쇠 또는 플라스틱 표면에서 24~48시간, 휴지·의복 표면에서는 8~12시간 이상 생존할 수 있어요. 이러한 생존 기간은 기후조건에 따라 차이가 날 수 있는데, 일반적으로 춥고 건조한 환경에서는 생존 기간이 길어집니다.

따라서 신종인플루엔자 환자의 모든 호흡기 분비물 및 설사를 포함한 체액을 통해 이루어지는 간접 접촉을 주의해야 합니다. 그렇지만 음식 혹은 식수에 의한 감염 전파의 증거는 없으니 이는 안심해도 될 것 같네요.

타미플루의 개발

손쉽게 일어나는 돌연변이 탓에 항바이러스제 개발은 무용지물이 되기 일쑤
변이가 적은 N효소의 작동을 방해해 바이러스 증식을 막는 타미플루
아직은 논란이 있는 타미플루의 효과

신종인플루엔자의 대표적인 치료는 역시 항바이러스제를 들 수 있습니다. 인플루엔자의 존재를 확인하기 시작한 이래로, 수많은 연구자들이 인플루엔자에 효과적인 항바이러스약제 개발을 위해 노력해 왔어요. 그런데 인플루엔자 바이러스는 기본적으로 돌연변이가 매우 잘 일어나는 RNA 바이러스입니다. 그래서 항바이러스제를 개발해도 돌연변이가 나타나 유행하기 시작하면 금세 무용지물이 되어 버리기 일쑤였죠.

그러던 어느 날, 오스트레일리아의 피터 콜먼 박사는 바이러스의 구성 물질 중 뉴라미니다아제 N효소 부위가 변이가 적다는 사실을 알아내었습니다. 뉴라미니다아제는 복제된 바이러스가 인간의 세포에서 복제된 바이러스를 끊어 주는 역할을 하는 물질이에요. 따라서 이 효

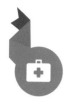

신종인플루엔자의 진단

신종인플루엔자의 진단검사를 위해서는 상부호흡기 검체가 필요합니다. 우리 몸의 호흡기는 입부터 인후두까지의 상부호흡기와 폐를 포함하는 하부호흡기로 나뉩니다. 신종인플루엔자 바이러스가 부착할 수 있는 수용체는 주로 상부호흡기에 존재합니다. 따라서 상부호흡기 검체를 얻어야 하는데, 가래는 주로 하부호흡기 검체에 속합니다. 상부호흡기 검체는 비강 도말이나 구인두 도말 검사를 통해 얻습니다.

환자에게서 얻은 검체를 통한 신종인플루엔자 검사에는 크게 두 가지가 있는데, 유행 상황에서 많은 수의 환자를 선별하기 위한 '신속항원검사'와 '확진검사'가 있습니다. 신속항원검사는 검사 시행 후 10~15분이면 결과를 현장에서 바로 확인할 수 있습니다. 그러나 민감도가 70~80%인 계절플루에 비하여 신종인플루엔자는 그 민감도가 9.6~51%로 매우 낮다는 문제점이 있습니다. 그럼에도 신종인플루엔자가 유행하는 시기라면 이야기는 달라집니다. 유행 상황이라면 양성으로 확인된 환자의 90% 이상이 신종인플루엔자이기 때문입니다. 신종인플루엔자 감염이 의심되거나 신속항원검사에서 양성으로 감염이 추정되는 경우 확진을 위해서는 실시간 중합효소 연쇄반응(real-time RT-PCR)이라는 방법을 이용합니다. 환자에게서 채취한 검체를 유전자 증폭 기계에 넣는데, 신종인플루엔자 바이러스의 유전자가 있다면 이 유전자가 증폭되어 양성 결과를 확인하는 방식입니다. 바이러스를 직접 배양하는 방법도 있지만, 바이러스 배양은 적어도 2~3주의 시간이 소요되기 때문에 실시간 중합효소 연쇄반응이 가장 유용한 확진검사로 사용됩니다.

소 부위에 부착하여 작용하지 못하게 할 수만 있다면 바이러스의 증식을 막을 수 있다고 생각했죠. 이에 드디어 N효소를 제대로 작동하지 못하게 하는 약물을 개발해 내었고 그것이 바로 자나미비어, 곧 리렌자입니다. 또한 그 이후에도 같은 기전의 약물을 화학적 조합을 통해 만들었는데, 이것이 바로 그 유명한 오셀타미비어, 즉 타미플루입니다.

항바이러스제는 일반적으로 증상 시작 36~48시간 이내에 투여하면 증상 발현 기간을 줄일 수 있는 것으로 알려져 있으며, 폐렴 등 합병증이 나타난 신종인플루엔자 환자에게 투여한 항바이러스제가 증상의 호전과 사망률의 감소에도 영향을 미치는 것으로 밝혀졌습니다. 또한 신종인플루엔자 환자와 밀접하게 접촉한 가족이나 의료진 등에게 예방적으로 항바이러스제를 투여할 수도 있습니다.

하지만 그 효과에 대해서는 아직은 논란이 있는 실정입니다. 사실 신종인플루엔자에 효과가 있는 항바이러스제가 있기는 하지만 대부분의 환자는 휴식이나 기침, 가래, 근육통 등의 증상을 조절하는 대증 치료로 완치할 수 있습니다.

그런데 일부 환자들은 인플루엔자를 제외한 바이러스성 감기나 다른 독감 바이러스에도 타미플루를 복용하기를 원합니다. 특히 신종인플루엔자가 유행하고 나서는 인플루엔자 감염이 아닌 일반 감기에 걸린 환자도 무조건 타미플루를 찾는 경우를 심심치 않게 보게 됩니다. 증상의 경감이나 증상 발현 기간의 단축에는 도움이 되지 않는데 말입니다. 실제로 대유행 당시에는 A형간염이나 말라리아, 급성 신우신염 환자 등 다른 치료가 필요한 환자들에게도 타미플루가 우선 투여 되었다고 합니다. 심지어는 아무런 증상이 없는데 열이 나고 신종인플 루엔자에 걸린 것 같다고 찾아오는 '상상 플루' 환자도 있었다고 하네 요. 그만큼 신종인플루엔자에 대해 그 당시 대중이 느끼던 공포와 두 려움이 상상 이상이었던 거죠.

신종인플루엔자 vs 감기

독감은 독한 감기가 아니다
독감과 감기는 원인 바이러스가 다르다

"인플루엔자는 우리나라 말로 독감이라고 하잖아요. 그럼 인플루엔 자는 같은 감기 중에서 독한 감기를 이야기하는 것인가요?"

간혹 환자들이 진료실에서 이런 질문을 하는 경우가 있습니다. 물 론 질병에 대한 정의나 분류에 따라 틀린 말일 수도, 맞는 말일 수도 있습니다. 그런데 우리가 일반적으로 말하는 '감기'와 '인플루엔자'는 차이가 있습니다.

감기와 인플루엔자 모두 바이러스에 의한 질병입니다. 하지만 우선 원인 바이러스의 종류가 다릅니다. 감기는 주로 리노바이러스, 코로나 바이러스, 파라인플루엔자 바이러스, 아데노바이러스 등 다양한 바이 러스가 원인이 되는 반면, 인플루엔자는 말 그대로 원인 바이러스가 인플루엔자 바이러스입니다. 증상에서도 차이가 있어요. 감기는 주로 기침, 인후통, 콧물과 함께 미열이 있는 것이 보통이지만, 인플루엔자 감염에서는 이러한 감기 증상에 더해 근육통과 고열 등의 전신증상이 감기에 비해 심하게 나타나죠. 인플루엔자가 뚜렷한 집단발병의 양상을 보이는 반면, 감기는 그런 역학적 특징이 뚜렷하지 않아요. 겨울철에 주로 발생하는 인플루엔자와 달리 감기는 연중 언제라도 발생할 수 있습니다.

합병증이나 치료제 예방약 등에서도 차이가 있습니다. 감기는 세균성폐렴 등의 합병증이 드물지만 인플루엔자는 폐렴뿐만 아니고 중이염, 부비동염, 뇌증, 횡단성 척수염, 심근염, 심낭염 등 폐외 합병증이 곧잘 발생하고 사망률도 감기에 비해서는 높습니다. 마지막으로, 인플루엔자는 타미플루, 리렌자 같은 항바이러스제가 있고 백신도 있지만 감기는 딱히 치료제도 없고 백신도 없다는 차이점이 있습니다. 언뜻 보아서는 감기와 인플루엔자가 구별이 안 갈 수도 있지만, 위에서 언급한 대로, 잘 보면 차이가 있습니다.

신종인플루엔자의 지속적인 위협

인구 증가, 세계화, 교통의 발달은 질병의 빠른 확산이라는 부작용을 낳아 새로운 바이러스의 인간 감염 및 대유행 가능성도 무시할 순 없어

우리를 충격과 공포에 몰아넣었던 신종인플루엔자. 이제 안심해도 될까요? 우선 다행스러운 부분부터 말해 보겠습니다. 대유행이 발생하면 많은 사람이 감염되고, 감염에서 살아남은 사람들은 해당 바이러스에 대한 '특이항체'를 갖게 됩니다. 다시 말해 면역력을 획득한다는 것입니다. 감염된 사람이 많으면 많을수록 이 면역력을 획득하는 사람도 많아집니다. 일정 숫자 이상의 인구 수준에 특이면역력이 생기는 것을 군집면역이라고 하는데, 많은 사람이 감염되고 또 회복되어 군집면역을 형성하게 되면 유행은 감소하고 결국 사라집니다. 이렇게 인구 중 많은 수가 신종인플루엔자에 면역을 가지게 되면 더는 '신종' 인플루엔자로 분류되지 않습니다. 같은 종류의 바이러스가 다시 찾아오더라도 처음과 같은 영향력을 보일 수 없기 때문입니다. 따라서 그때부터는 계절 인플루엔자 바이러스 중 하나로 취급됩니다. 다시 찾아오더라도 소유행을 일으킬 정도로 규모나 영향력 면에서 축소되는 것입니다.

하지만 여전히 안심할 수는 없습니다. 앞서 이야기했던 대로 인플루엔자 바이러스는 변이가 잘 일어나기 때문입니다. 변이의 종류나 정도에 따라 소변이가 일어날 수도 있고 대변이가 일어날 수도 있습니다. 이러한 인플루엔자 바이러스 대변이는 주로 A형 인플루엔자 바이러스에서 나타나는데, 바이러스가 자연계 숙주인 조류로부터 직접 인체에 침입해 감염되거나, 돼지와 같은 중간 숙주에서 두 가지 이상 다른 바이러스의 동시 감염을 통해 유전자 재편성 과정이 일어나서 나타나게 됩니다. 이러한 대변이가 나타나는 주기는 대략 10~40년인 것으로 알려져 있으며, 병독성의 정도에 따라 대유행이 되는 것입니다.

잊을 만하면 뉴스에 등장하는 조류 인플루엔자도 앞으로의 인플루엔자 대유행에 큰 영향을 끼칠 가능성이 큽니다. 조류 인플루엔자의 전파는 주로 청둥오리 같은 철새들에 의해 전파가 되는데, 이들의 이동 경로에 가금류 농장이 있는 경우 오리나 닭에게 감염되어 집단폐사가 일어납니다. 이러한 조류 인플루엔자는 고병원성인 경우에는 치사율이 높습니다. 하지만 이런 고병원성 조류 인플루엔자는 인간에게 감염이 되지 않는다는 것이 지금까지의 통념이었습니다. 그런데 2008년 베트남과 태국, 인도네시아에서 조류 인플루엔자의 사람으로의 전파 가능성이 확인되었습니다. 다행스럽게도 인간 대 인간 전파가 계속 일어나지 않아 대규모 유행이 되지는 않았지만, 이 사건을 통해 조류 인플루엔자의 인간 감염 및 대규모 전파가 임박했다는 사실을 증명하였습니다.

앞서 이야기한 대로 바이러스 자체에 의한 대유행 가능성도 있지만, 다른 요소들도 신종 감염병 전파에 중요한 영향을 미칩니다. 인구가 급속도로 증가하면서 인류가 이전에는 겪지 못했던 바이러스에 노출되는 경우가 매우 늘어났습니다. 인간은 이러한 새로운 바이러스에 면역이 없기 때문에 노출될 경우 심각한 질병을 유발할 수 있습니다. 그리고 빠른 속도로 진행되는 세계화 및 교통수단의 발달로 질병 역시 빠르게 전파되기에 큰 문제가 될 수 있습니다. 밀림이나 산림의 무차별적인 개발로 숨어 있던 바이러스에 노출되는 경우도 증가하고 있습니다. 최근의 에볼라 바이러스도 이러한 과정을 통해 전파되었을 것으로 추측하고 있습니다.

신종인플루엔자의 예방

가장 중요한 '손 씻기'
건강한 식습관과 운동을 통해 자신의 기본적인 면역력 키워야
백신으로 대비하고, 유행 시기에는 마스크 사용 등으로 전파를 막아야

신종인플루엔자를 비롯하여 앞으로 발생할지도 모르는 '새로운' 인플루엔자로부터 나를 보호하려면 어떤 생활습관이 필요할까요? 우선 가장 중요한 것은 '손 씻기'입니다. 누군가 기침, 재채기를 하거나 인플루엔자 바이러스가 묻은 손으로 손잡이나 컴퓨터 키보드, 승강기 버튼 등을 만지면 그곳은 오염됩니다. 인플루엔자는 오염된 것을 만져 바이러스가 손에 묻었다고 하여 감염되는 것은 아닙니다. 바이러스가 묻은 손으로 입이나 코, 눈 등을 만지면 점막이나 호흡기를 통해 감염이 일어납니다. 그러므로 손을 자주 씻는 것이 접촉 감염의 위험을 줄이는 길입니다. 이러한 경로가 가장 흔한 전파 방법이기에, 손 씻기를 생활화한다면 이를 상당 부분 예방할 수 있습니다.

다른 방법으로는 자신의 면역력을 증진하는 방법도 있습니다. 이는 건강한 식습관과 운동을 통해 가능한데, 자신의 기본적인 면역력을 길러 바이러스가 침입하더라도 중증으로 가는 것을 막아 주는 것입니다.

만약 인플루엔자가 유행하는 때라면 예방의 방법은 그 성격이 약간 달라지는데, 그것은 바로 전파의 확산을 막는 것입니다. 인플루엔자 바이러스는 기본적으로 기침이나 재채기에서 발생하는 비말을 통해 전파가 이루어집니다. 따라서 기침을 하는 사람은 마스크를 착용하는 것이 중요합니다. 만일 마스크 미착용 상태에서 기침이나 재채기를 할 경우에는 휴지나 손수건을 이용하여 입과 코를 가리고, 휴지나 손수건이 없다면 옷소매로 가리고 해야 합니다. 기침이나 재채기 후에는 손을 흐르는 물에 씻어야 합니다. 비말의 전파 속도는 기침이나 재채기를 할 경우 일반적으로 1초에 100미터 정도의 속도로 날아갑니다. 이때 바이러스는 10만 개까지도 배출된다고 하니 기침이나 재채기만 잘 막아도 전파를 줄일 수 있습니다.

마지막으로 인플루엔자 백신이 있습니다. 백신의 접종은 전파를 막는 가장 중요한 수단 중 하나입니다. 백신의 생산은 지난 유행의 패턴을 분석하여 당해 연도에 유행할 인플루엔자 패턴을 예측하여 결정합니다. 만약 그 예측이 맞을 경우 예방확률은 약 50~80%까지 이릅니다. 1975년에 접종이 시작된 이후에 최근까지도 인플루엔자 백신은 3가지 종류의 인플루엔자를 예방하는 '3가' 백신이었습니다. 이는 주로 유행하는 종류인 인플루엔자 A형의 H3N2와 H1N1, 이 두 종류와 인플루엔자 B형의 한 종류였습니다. 최근에는 새로운 B형 인플루엔자의 유행이 확인되어 '4가' 백신이 도입되었습니다. 백신은 달걀을 이용해 제작하기 때문에 달걀 알레르기가 있는 경우 피해야 하며, 백신 접종 후 이상반응은 약 5%에서 나타나는데 보통 미열이나 몸살 기운이 접종 후에 8~24시간가량 나타나기도 합니다.

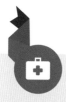

2009년 신종인플루엔자 대유행

2009년 21세기 최초의 판데믹으로 기록된 신종인플루엔자의 대유행은 어떻게 진행되었을까요? 시작은 미국이었습니다. 2009년 4월 15일과 4월 17일, 미국 질병관리본부는 미국에서 이후 pandemic influenza A(H1N1)라 불리는 신종인플루엔자의 감염 사례 두 건이 발생하였음을 확인했습니다. 이 새로운 인플루엔자 바이러스는 '신종인플루엔자'라는 공식적인 명칭 이전에 '돼지 인플루엔자'라고도 불렸으며 언론은 여러 가지 명칭을 혼용하였습니다. 4월 26일 미국에서 20명의 환자 발생을 공식 보고했으며, 같은 날 멕시코도 18예의 증례를 보고했습니다. WHO는 이들이 감염된 바이러스 모두 기존의 인플루엔자와 다른 새로운 종류의 신종인플루엔자 바이러스임을 확인했습니다. 4월 27일부터는 미국, 멕시코 외에도 캐나다, 스페인 등으로 빠르게 전파하는 양상이 보고되었고, 멕시코에서는 7명의 사망자가 발생했습니다. 이후 신종인플루엔자는 급속도로 퍼지며, 190개 이상의 국가에서 30만 명이 넘는 환자와 6000명 이상의 사망자가 발생했습니다. 그러나 실제 환자나 사망자는 더 많을 것으로 예측되는데, 그 이유는 많은 국가에서 대규모 환자 발생으로 인해 환자 수 집계를 포기했기 때문이었습니다. 대부분의 사망자는 아메리카대륙에서 발생하였고 아시아 지역에서는 약 1000명가량이 사망했습니다.

우리나라에서는 어땠을까요? 4월 25일 WHO에서 신종인플루엔자의 확산이 전 세계적인 공중보건 위기 상황임을 발표한 직후, 정부는 미국 및 멕시코로부터 환자 유입을 막기 위해 검역을 강화했으며, 국내 발생에 대비하여 국가재난 단계 '관심' 수준의 체계를 가동했습니다. 여기서 국가재난 단계라 함은 태풍이나 지진, 전염병 등 국가적인 재난에 대비한 단계별 지침을 제시하는 체계로, '관심'-'주의'-'경계'-'심각'의 네 가지 단계로 나뉩니다. 5월 28일 국내 첫 추정 환자가 발생한 이후, 정부는 국가재난 단계를 '주의' 단계로 격상했으며 검역을 더욱 강화하고 질병관리본부 중앙방역대책본부를 설치·운영했습니다. 4월 30일 WHO에서 신종인플루엔자 위기 단계를 총 6단계 중 5단계로 격상함에 따라 보건복지부 장관을 본부장으로 하는 '중앙 SI 대책본부'가 설치·운영되고 24시간 비상방역체계가 가동되었습니다.

5월 2일에는 국내 첫 신종인플루엔자 확진 환자가 발생했습니다. 환자는 멕시코에서 입국한 51세 수녀로, 독감 증상이 확인되어 검사 시행 후 신종인플루엔자 감염으로 확진되었습니다. 두 번째 환자도 이어서 발생했는데 첫 번째 환자와 동승한 운전자였으며, 세 번째 환자도 첫 번째 환자와 같은 비행기를 탔던 승객이었습니다. 정부에서는 확진 환자들을 모두 격리병상에 격리하고 그들과 접촉한 사람들을 모두 추적하여 모니터링을 시작했습니다. 이러한 적극적인 대응으로 유행 초기에는 다른 나라에 비해 추가 환자 발생이 없는 소강상태를 유지했습니다.

그러나 5월이 지나가기도 전, 미국과 캐나다에서 영어 강사로 활동하기 위해 입국하여 합숙을 하고 있는 외국인 20여 명에게서 집단으로 신종인플루엔자가 발생했습니다. 이들은 국내에서 주로 대중교통을 이용했기에 이때부터 접촉자 추적이 어려워지기 시작했습니다. 6월 11일 신종인플루엔자의 전 세계적인 확산으로 WHO는 인플루엔자 위기 단계를 최고 수준인 6단계로 격상했습니다. 위기 단계 6단계는 '판데믹', 즉 대유행을 의미하는 것으로 WHO의 사무총장인 마가렛 첸 박사는 "신종인플루엔자의 기세는 이미 중단시킬 수 없는 수준"이라고 했습니다.

7월 10일에는 국내 첫 지역사회 감염 환자가 발견되었습니다. 감염 경로도 오리무중이었습니다. 그 이후 외국에서 들어오지도 않았고 환자와 접촉력도 뚜렷하지 않은 사람들이 무더기로 확진을 받기 시작했습니다. 전파는 주로 군대, 학교를 중심으로 퍼져 나갔습니다. 학교는 조기 방학을 실시했고 정부는 국가재난 단계를 3단계인 '경계'로 다시 상향 조정했습니다. 이 시점을 기준으로 대응 전략도 바뀌었습니다. 그동안에는 외국에서 입국하는 사람에 대한 검역을 강화하고 기존 확진자의 접촉자를 추적 관찰하는 "봉쇄·차단 정책"이 주된 대응 전략이었습니다. 하지만 지역사회에서 지속적으로 환자가 발생하고 접촉자 추적 관찰이 거의 불가능한 상태에서 기존의 전략은 효과가 거의 없었습니다. 따라서 경증 환자의 자택 격리 등으로 환자 발생 유행 속도와 규모를 늦추고, 중증 환자 및 고위험 환자의 조기 진단 및 치료를 통해 사망자 발생을 최소화하는 등 피해를 최소화하기 위한 정책으로 전환했습니다. 시도별 치료 거점병원이 지정되어 항바이러스제가 공급되었고, 전국적으로 많은 의료기관에서 확진 검사가 가능하게 되었습니다.

8월 15일에는 신종인플루엔자와 연관된 것으로 보이는 첫 사망 환자가 확인되었습니다. 바로 이어서 16일에 또다시 사망 환자가 발생함에 따라 신종인플루엔자에 대한 공포심과 불안감은 극으로 치달았습니다. 9월부터는 만성질환자, 고령자 등의 고위험군에서 항바이러스제의 투약이 확진 판정 없이 가능해졌으며, 10월 말에는 학교 집단발병이 증가하면서 유행이 정점을 향해 치달았습니다. 이때는 모든 의료기관과 모든 약국에서 호흡기 증상에 열이 있는 모든 환자에게 항바이러스제를 투여하는 것이 가능해졌습니다.

11월 3일에는 국가재난 단계가 최종 단계인 '심각'으로 격상되었습니다. 백신이 공급되어 의료기관의 의료진부터 중증 환자, 학교 등의 순서로 예방접종이 시작되었습니다. 11월 말에는 영유아들에 대한 접종도 시작되었습니다. 이제 유행은 점차 사그라지기 시작했습니다. 12월 11일에는 국가재난 단계를 다시 '심각'에서 '경계'로 하향 조정했으며 다른 인구집단에 대해서도 순차적으로 예방접종이 시행되었습니다. 2010년 3월에는 다시 '관심' 단계로, 8월에는 WHO도 유행 단계를 '대유행 후 단계'로 조정하면서 21세기 최초의 판데믹이었던 신종인플루엔자 대유행은 서서히 막을 내리게 되었습니다.

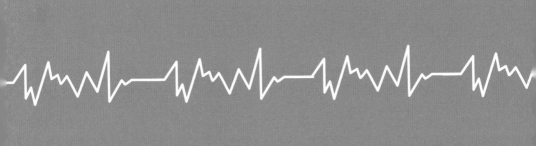

노로 바이러스

세계의 모든 급성 장염의
20%를 일으키다

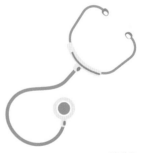

김재윤
NMC 소아청소년과장

설사병의 원인과 발생 빈도

세계의 모든 급성 장염의 20%를 일으키는 노로 바이러스
극소량이라도 체내로 들어가면 폭발적으로 증식
60도에서 30분 가열해도 감염력이 유지

설사병은 사람들이 일생 동안 살아가면서 자주 경험하는 질환 중 하나인데, 매년 17억 건이나 발생한다고 하는군요. 쉽게 말하면 지구에 살고 있는 사람들 10명 중에 1명은 해마다 설사병을 앓는다는 것입니다.

사실 설사병을 일으키는 원인은 매우 다양한데, 사람들이 쉽게 떠올리는 바이러스, 박테리아, 기생충, 곰팡이 등과 같은 미생물뿐만 아니라 여러 종류의 독소와 화학물질 등도 포함됩니다. 그런데 이렇게 많은 원인 중에 장염을 가장 많이 일으키는 바이러스는 나이와 상관없이 모든 연령에서 나타나는 노로 바이러스이며, 1990년부터 2014년까지 발간된 보고서를 조사해 본 결과 세계에서 발생하고 있는 급성 장염의 약 20%를 이 바이러스가 일으켰음을 알게 되었습니다. 또한 미국에서 유행하는 식품 매개성 장염의 50%를 일으키는 바이러스도 노로 바이러스입니다.

　얼마 전 언론에 발표된 노로 바이러스 대유행에 관한 뉴스가 전 세계를 깜짝 놀라게 했는데, 스페인에서 생수를 마신 사람들 중에 무려 4000명 넘게 장염을 앓았다고 하니 새삼 그 위력을 실감할 수 있겠지요.

　노로 바이러스의 주 전파 경로는 오염된 식품과 물이지만 사람과 사람 간의 접촉과 구토물, 공기를 통해서도 전파가 가능하고 극소량이라도 손이나 식품 등을 통해 체내로 들어가면 바이러스가 급격히 증식해 급성 위장관염을 발생시키는 등 집단 식중독을 유발합니다. 이때 병원체는 60도에서 30분 가열해도 감염력이 유지되고 수돗물의 염소 농도에서도 살아남습니다.

인간에게 설사병을 일으키는 바이러스들

집단 급성 장염을 일으킨 일군의 원인균들이 같은 종류임이 밝혀져
다양한 이름을 가진 노로 바이러스

　1945년부터 많은 의학 연구자가 그 당시에 유행하는 장염 원인균을 규명하기 위해 애를 썼지만 실패를 거듭했습니다. 그러다가 1972년에 이르러서야 1968년 11월 미국 오하이오 노워크(Norwalk) 브론손 초등학교에서 학생과 가족들에게 집단으로 발생한 급성 장염의 원인균을 전자현미경을 통해 발견하여 '노워크 바이러스'라고 명명하였습니다.

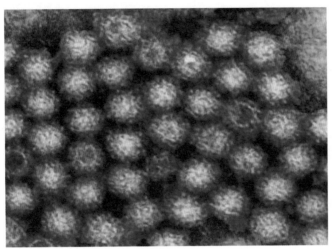

전자현미경으로 관찰한 노로 바이러스
출처_미국 질병관리본부

그 뒤를 이어 하와이, 몽고메리 카운티, 타운톤, 스노우 마운틴 등의 바이러스가 발생한 지역의 이름을 따서 명명되었지요.

그 후 검사 방법이 더욱 발달하여 노워크 바이러스가 인간 칼리시 바이러스과의 한 종류인 것으로 판명이 났고, 위에 언급한 모든 바이러스가 모두 한 가족의 바이러스라는 사실이 분자유전학 검사를 통해 밝혀져 1999년부터 2002년까지 '노워크 같은 바이러스'로 명명되었습니다. 그리고 2002년 파리에서 열린 국제바이러스회의에서 처음으로 '노로 바이러스'로 불리다가 드디어 2005년 국제바이러스분류위원회에서 그 이름으로 통일하였다고 합니다. 만약 도시 이름으로 지금까지 바이러스 이름을 따로따로 계속 써 왔다면 사람들 머리가 얼마나 지끈지끈했을까요?

칼리시 바이러스는 어떤 바이러스일까 궁금하지 않으세요? 칼리시 바이러스는 이름 자체가 독특하지요. 라틴어인 chalice 또는 calyx에서 유래된 이름으로서 컵이나 고블릿(유리나 금속으로 만든 포도주 잔)을 의미합니다. 위의 그림에서 알 수 있듯이 노로 바이러스도 그 특별한 모습을 잘 갖추고 있는 거 보이시죠.

인간에게 설사병을 일으키는 칼리시 바이러스가 하나 더 존재합니다. 사포 바이러스라고 하는 이름에서 알 수 있듯이 처음 발생한 곳이 일본 삿포로라는 도시라 그 이름을 땄어요. 이 바이러스는 노로 바이러스와 달리 어린이들한테는 심하게 굴지 않는 대신에 어른들에게 발생할 때엔 심한 증상을 일으킵니다. 성정이 비교적 괜찮은 바이러스 아닌가요?

사포 바이러스는 다른 칼리시 바이러스처럼 오염된 음식이나 물에 의해 유행하기보다는 좀 더럽다고 생각할 수 있는 대변-구강 경로(fecal-oral route)로 전파되며 1~3일의 잠복기를 거칩니다. 어른보다는 주로 영유아를 포함한 만 5세 미만의 어린이에게서 장염을 일으킵니다. 증상은 갑작스럽게 물설사를 하며 구토, 열, 복통 등이 같이 동반되죠. 그러나 예방접종이 탄생하기 전에 가장 많이 5세 미만의 어린이를 괴롭혔던 로타 바이러스 장염보다는 탈수 등의 증세가 덜 심한 편이고 비교적 잘 낫습니다.

노로 바이러스의 폭발적인 전파력

10~100개의 바이러스로도 발병
환자가 회복한 이후에도 한동안 대변에서 바이러스가 나와
특히 학교 등 집단이 머무르는 장소에서는 급속하게 전파

상대적이긴 하지만 다른 미생물들은 노로 바이러스처럼 폭발적으로 사람들을 공격하지는 않는 것 같습니다. 그래서 많은 사람들이 이렇게 묻곤 합니다.

'노로 바이러스는 대체 어떤 방법으로 한꺼번에 그토록 많은 사람들을 병에 걸리게 할 수 있을까요?'

노로 바이러스의 공격력이 이렇게 엄청난 이유는 아주 적은 양의 바이러스로도 사람을 감염시키는 능력 때문이라는군요. 즉, 10~100개의 바이러스로도 충분히 병을 일으킬 수 있다는 뜻이죠.

첫째, 감염된 사람들의 대변과 토사물에 수십억 개의 바이러스가 들어 있어서 10만 명 이상의 주변 사람들을 병에 걸리게 할 수 있습니다.

둘째, 증상이 좋아지거나 완전히 회복된 이후에도 며칠 혹은 수주 이상 대변에 계속 바이러스가 나옴으로써 다른 건강한 사람들을 감염시킬 수 있습니다.

셋째, 노로 바이러스가 묻은 물건과 표면에 며칠 내지는 몇 주까지도 이 바이러스가 살아남을 수 있어서 그 기간 동안 접촉하는 사람들에게 계속 병을 전파합니다.

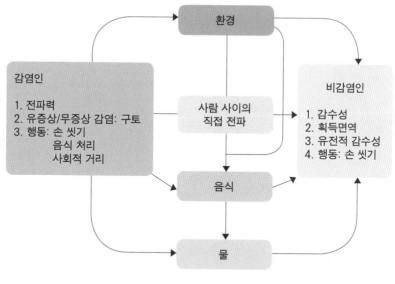

감염인

1. 전파력
2. 유증상/무증상 감염: 구토
3. 행동: 손 씻기
   음식 처리
   사회적 거리

환경

사람 사이의
직접 전파

음식

물

비감염인

1. 감수성
2. 획득면역
3. 유전적 감수성
4. 행동: 손 씻기

노로 바이러스 전파 방식

넷째, 한 연구에 따르면 우물에서 2개월 이상 존재할 정도로 척박한 환경에서도 잘 생존할 수 있습니다. 노로 바이러스를 제거하려면 아주 강력한 살균제를 사용해야만 한다는 것이죠.

다섯째, 어린이집, 요양원, 학교, 그리고 유람선 같은 밀폐된 장소에서 노로 바이러스는 놀랍도록 빠르게 퍼지는 능력을 갖고 있습니다.

노로 바이러스는 이와 같은 특성으로 인해 대규모 집단 감염을 쉽게 일으킬 수 있는 것입니다.

이미 감염되었다면, 한 가지 기억해 두어야 할 것이 있습니다. 앞서 말했다시피 노로 바이러스의 경우 소량의 바이러스만으로도 감염

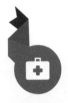

노로 바이러스의 병인

실험적으로 확인한 결과 공장에 조직학적 병변이 발생하나 병이 좋아지면 원래대로 회복이 된답니다. 융모가 뭉툭해지긴 하지만 점막 손상은 일어나지 않는다고 하니 심한 침습성 설사병은 아닌 것이죠. 보통 발병한 이후 2주 내로 원상 복구가 되고, 아프든 안 아프든 노워크 바이러스와 하와이 바이러스로 인해 병이 발생한 사람은 조직학적 병변이 모두 나타난다고 합니다. 노워크 바이러스가 일으키는 설사는 일시적인 d-xylose와 지방의 흡수 장애, 브러시 보더 효소(brush border enzyme)와 알칼리 포스파타아제(alkaline phosphatase) 및 트레할라아제(trehalase)의 활동도 감소로 인한 것이라고 하나, 바이러스 장 독소를 발견할 수 없고 설사와 연관이 있는 아데닐레이트 시클라제(adenylate cyclase) 수치도 정상이어서 설사와 구토를 일으키는 명백한 메커니즘은 아직 잘 모르는 상황입니다. 하여튼 심각한 설사병은 잘 일으키지 않는다는 것, 꼭 기억하세요!

이 가능한데, 전염성은 증상이 나타나는 시기에 가장 강합니다. 게다가 회복한 후에도 짧게는 3일, 길게는 2주까지 전염성을 갖고 있다고 합니다. 따라서 가족이나 주변 사람들이 감염되기를 바라지 않는다면 컨디션을 회복했더라도 함께 음식물을 섭취하거나, 물건을 함께 사용하는 등의 행동을 하지 말아야 합니다.

한편, 겨울철에 노로 바이러스 감염에 의한 식중독이 많이 발생하는데, 추운 날씨로 인해 손 씻기 등 개인위생 관리가 소홀해지기 쉽고 주로 실내에서 활동해 사람 간 감염이 쉽기 때문이니, 특히 조심해야 합니다.

감염과 증상

구토와 설사, 근육통과 두통이 대표적인 증상
우리나라도 집단 식중독 사례가 늘어나고 있어

질병관리본부에 따르면 우리나라도 2007년 이후 집단 식중독 사례가 늘어나고 있다고 합니다. 신문이나 방송에서 가장 많이 보도된 곳도 상징성이 큰 학교와 음식점이었죠.

미국 질병관리본부도 자국 내 노로 바이러스 현황을 발표하였습니다. 매년 2100만 건이 발생하고, 170만 명이 병원을 방문하며, 41만 명이 응급실을 찾고 7만 명 이상이 입원 치료를 받았다고 합니다. 그중에서 약 800명이 사망한다는군요. 다시 말해 미국 사람은 일생 동안 5~6회 정도 노로 바이러스 설사병을 앓고 2명 중 1명은 증상이 심하여 병원 외래를 방문하며, 50명 중 1명은 입원 치료를 받고 5000명 중 1명은 이 병 때문에 사망할 수 있다는 뜻입니다.

어디서 어떻게 이토록 많은 사람들이 이 병균에 감염될까요? 미국의 경우 식중독 원인의 50%는 노로 바이러스이고, 박테리아가 40%, 화학물질이 6%, 기생충이 1%를 일으킨다고 합니다. 노로 바이러스가 집단적으로 발생하는 곳을 보자면 장기요양시설이 약 60%, 음식점이 8%, 파티 등 이벤트 장소가 6%, 병원과 학교가 각각 4%였으며, 유람선도 4%를 차지하였습니다.

박테리아 독소로 식중독을 일으키는 여러 박테리아 감염인 경우 잠복기는 4~6시간으로 매우 짧습니다. 거기에 비해 노로 바이러스 잠복기는 12~48시간으로 좀 긴 편이고, 구토를 심하게 하면서 겨울철에 흔히 발생합니다. 다른 이름도 여러 개 갖고 있는데 "Stomach flu" 또는 "Winter time vomiting disease"라고도 불리며 증상은 천천히 혹은 빨리 나타날 수 있습니다. 대부분의 사람들은 처음에 경련성 복통이나 구역질을 호소하다가 일반적으로 구토와 설사, 근육통과 두통 증세 등을 보이기도 합니다. 구토 횟수는 아주 빈번한 편이며 설사는 일반적으로 양이 많지는 않아도 중간 정도는 되고, 하루에 대개 4~8회를 보며 혈변은 없습니다. 증상이 시작되어 끝날 때까지 빠르면 12시간, 늦으면 72시간 정도 걸리며 감염된 사람들 중 반 정도가 미열을 나타냅니다.

후유증은 다행히 없고 사망률도 높지 않지만 노인과 만 5세 미만의 어린이들, 그리고 면역 저하 상태에 있는 사람들에게는 매우 심한 증상이 발생하여 탈수와 영양실조로 일부 사망할 수도 있습니다. 또한 바이러스를 아주 오랫동안 배출하여 주변 사람들에게 급성 장염을 일

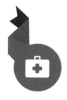

노로 바이러스 진단 방법

　노로 바이러스는 6가지의 유전자군(Genogroup I-VI)으로 나눌 수 있고, 그중에 3가지 I, II, IV 유전자군만이 사람을 공격하며 그 군들에 속해 있는 유전자형은 최소한 35개에 이릅니다. 잠복기인 24~48시간을 경과한 후에 병에 걸려서 증상이 나타날 경우, 지속하는 시간은 최소 12시간에서 최대 60시간입니다. 그러므로 일반적인 실험실 검사법으로는 결과가 대부분 정상 수치에 들어가 있어 진단하기가 불가능합니다. 게다가 노로 바이러스는 배양이 되지도 않고요.

　따라서 빨리 확인할 수 있는 특수한 검사법이 필요했습니다. GI과 GII를 확인할 수 있는 효소면역측정법(enzyme immunoassay, EIAs)이 도입되었지만 민감도가 50%밖에 안 된다는 단점 때문에, 비용이 비싸긴 하지만 확진을 하려면 실시간 중합효소 연쇄반응(real-time RT-PCR) 검사를 시행해야 합니다. 또한 다른 검사법으로, 증상이 발현하고 나서 10~14일 이내에 올라가는 항체가(antibody titer)를 확인하는 면역분석법(immunoassay)도 있습니다.

으키게도 합니다. 이 경우 환자가 식중독 증상을 나타내는 시기는 물론이고 회복 후에도 3~14일까지 노로 바이러스의 전염성이 유지되는 것으로 알려져 있습니다.

노로 바이러스 감염 사례 살펴보기

대표적인 전파 장소는 유람선, 학교, 병원, 음식점, 요양원…
그야말로 사람과 사람 사이의 전파가 가장 심각해

사람들은 유람선 여행을 할 때 대부분 안전한 식사와 서비스를 받을 것으로 생각할 겁니다. 오염된 음식과 물을 먹을 가능성은 전혀 생각지 못할 테지요. 그러나 예상외로 미국의 유람선에서 발생하는 설사병 중 대표적인 질환이 노로 바이러스 감염입니다. 미국 질병관리본부가 2008년부터 2014년까지 조사한 자료를 살펴보면, 2008년도엔 10만

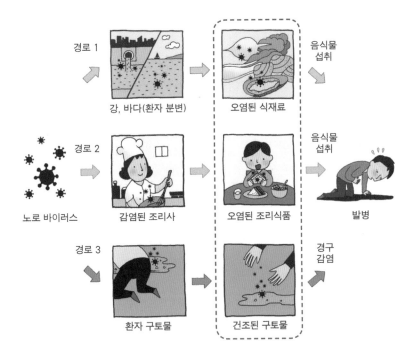

경로 1   강, 바다(환자 분변)   오염된 식재료   음식물 섭취

노로 바이러스   경로 2   감염된 조리사   오염된 조리식품   음식물 섭취   발병

경로 3   환자 구토물   건조된 구토물   경구 감염

여행일당 27.2사례가 발생하였고, 다소 줄어들긴 했지만 2014년도에도 22.3사례가 발생하였다는군요. 29,107 유람선 여행 횟수 중 133회 (0.5%) 설사병 유행이 발생하였고, 그중 87회(92%)는 바이러스가 원인이었다고 합니다. 설사병을 호소한 129,678명의 승객 중 13,568명이 설사병 유행 시기의 숫자이고, 이 사람들 중에 70.4%가 노로 바이러스 감염병을 앓은 승객이었답니다. 유람선을 탔을 때 설사병 유행이 발생했다면 거의 3분의 2 이상은 그 원인균이 노로 바이러스라고 생각해도 무방하다는 뜻입니다.

미국에서 또 다른 대표적인 유행지는 학교입니다. 노로 바이러스의 어원을 보고 이미 짐작하셨다고요? 학생들이 이용하는 학교 식당에서 제공하는 음식과 물에서 오염 성분이 발견되었다는 얘기는 흔히 들었을 겁니다. 우리나라도 예외는 아니어서 2010년 1월 전북 익산의 한 고등학교에서 학교 급식에 나온 생굴무초무침을 먹은 91명 중 28명이 증상을 나타냈고, 그중 15명이 확진을 받았으며, 48시간이 지나서 유행이 종결되었지요. 2012년 2월 부산시와 양산시에 있는 초등학교 두 곳에서도 설사병 유행이 있었는데, 각각 파래무생채와 파래배무침이 원인이었음이 밝혀졌습니다. 당시 증상을 호소한 학생들은 부산시의 경우 74명, 양산시는 39명이었다고 합니다.

미국에서는 병원도 학교나 유람선과 마찬가지로 4%의 발생률을 보이는 위험한 곳입니다. 워낙 감염될 위험이 높은 곳이라 크게 놀라지 않을지도 모르지만, 그래도 병원에서 일하는 사람들은 병원 감염을 막기 위해 무척 애를 쓰고 있습니다. 그런데도 카트 같은 바퀴가 달린

운반대, 컴퓨터 키보드, 비누와 알코올 디스펜서, 혈압기, 맥박 측정기 (pulse oximeter), 고막 체온계 등에서 31.4%나 발견되었다고 합니다. 이 외에도 침대와 주위 표면 부위, 가구, 화장실, 샤워실 등도 오염돼 있는 것으로 확인되었고요. 결론적으로 병원 환경관리를 철저히 해야만 그나마 오염을 많이 줄일 수 있다는 것을, 병원 관계자뿐 아니라 병원을 이용하는 모든 사람들이 인식하고 적극적으로 청결에 힘써야겠습니다. 손 씻기는 물론이고요.

한편 음식점도 매우 중요한 발생지입니다. 미국에서는 발생률이 8%나 되니까요. 미국에서 2009년부터 2012년까지 조사해 봤더니 1008건이나 오염된 음식으로 인해 유행이 발생하였고, 그중에 64%가 음식점에서 발생하였습니다. 또 520건은 음식과 관련된 일을 하는 노동자에게서 오염되어 일어났고, 324건은 음식 때문에 발생하였습니다. 이 중에서 준비 중에 오염된 경우가 92%로, 날것으로 먹은 음식이 75%를 차지하였습니다. 67건은 특별한 음식 때문에 발생하였는데 그것은 잎이 많은 채소(30%)와 과일(21%), 그리고 연체동물(19%)이었다는군요.

마지막으로 가장 이슈가 되는 요양원 같은 장기요양시설은 어떨까요? 앞에서 언급한 대로, 미국에서는 발생 건수 중 60%나 되는 엄청난 복마전이죠. 한 보고서에 따르면 노로 바이러스가 유행한 8곳을 조사해 본 결과 954명의 거주자 중 299명(31%)이, 시설 직원 843명 중 95명(11%)이 증상을 보였고, 사람에 의한 전파가 주원인이었다는군요. 감염 증상을 보인 시설 직원 8명은 여러 곳을 다니며 일하고 있어

3곳의 시설에서 이 사람들 때문에 증상이 발생했다는 것이 밝혀졌습니다. 아픈 사람들 가운데 2.5%는 입원이 필요했지요. 이 사례에서 무엇이 심각한지 이미 짐작하셨겠지요? 바로 사람과 사람 사이의 전파 가능성입니다.

한편 우리나라에서 노로 바이러스성 식중독이 집단적으로 발생하는 곳은 주로 학교와 패밀리레스토랑 등 대형 음식점인 경우가 많습니다. 질병관리본부의 조사에 따르면, 2012~2013년까지 노로 바이러스가 발생한 장소를 보면 학교가 40건(31.8%)으로 가장 많았고, 음식점 21건(16.7%), 수학여행 15건(11.9%), 군부대 6건(4.8%) 순이었습니다. 학교와 수학여행이 전체의 43%나 차지해, 학생들이 활동하는 장소에서 집중적으로 발생한 것으로 조사됐습니다. 특히 10명 이하 소규모 발병은 상대적으로 음식점이 많았지만 큰 규모의 경우는 학교가 대부분이었습니다. 소풍 등 야외 활동이 많은 봄·가을철에도 꾸준히 발생하였지만, 대표적인 겨울철 식중독답게 겨울철 발생이 40% 안팎으로 가장 높았습니다.

노로 바이러스 감염 예방법

특별한 치료법이나 효과적인 예방법은 아직 없어
손 씻기 등 일상적인 개인위생에 철저해야

특별한 치료법이 없기 때문에 노로 바이러스에 노출이 안 되도록 평소에 조심하는 것이 가장 좋은 예방법입니다.

최근에 코로 흡입하는 예방접종약을 개발하여 임상을 진행하고 있으며 3주 간격으로 2회 시도하여 노워크 바이러스 감염에 대하여 47% 예방 효과를 보였다고 합니다. 그러나 노로 바이러스에는 26%의 예방 효과만을 보여서 연구를 추가로 더 진행하고 있습니다.

결국 아직까지 효과적인 예방법이 없는 셈입니다. 그러니 감염 차단을 위해서는 우리가 그동안 일상생활에서 항상 배워 왔던 대로 적어도 20초 이상 적절한 손 씻기를 하는 것이 매우 중요할 수밖에 없지요. 화장실을 사용한 다음 또는 기저귀를 갈아 준 후나 음식을 먹기 전, 준비하기 전, 혹은 음식을 만들기 전 등에는 꼭 손을 씻어야 합니다. 본인이 아픈 경우에는 더욱 중요하며, 여러 증상이 좋아지고 회복되어도 2주간은 더 열심히 손을 잘 씻어야 남에게 전파되는 것을 충분히 방지할 수 있습니다. 알코올 손 소독제(60~95%)를 함께 사용할 수는 있지만, 근본적으로 비누와 물을 사용하여 손을 씻는 것을 대체할 수 있는 방법은 없습니다. 그리고 요리를 할 때는 과일과 야채 등은 조심스럽게 잘 씻어야 하고, 특히 굴이나 조개처럼 미생물이 번식하기 쉬운 재료로 된 음식을 먹으려면 철저하게 잘 익혀서 먹어야 합니다.

병에 걸린 사람이 토하거나 설사를 한 다음엔 즉시 깨끗하게 치우고 오염된 표면은 열심히 소독해야 합니다. 물론 적절한 염소 표백제나 그와 유사한 소독제를 사용해야 합니다. 노로 바이러스의 엄청난 생존력을 다시 떠올려 보세요. 또한 아픈 사람이 벗은 옷과 구토와 대변에 오염되었을 것으로 여겨지는 침구류는 장갑을 끼고 조심스럽게 잘 모아서 세제를 사용하여 세탁해야 합니다.

노로 바이러스 치료는?

증상이 심할 때는 그 증상에 따른 대증치료가 최우선
바이러스이기에 항생제는 효과 없어
개인의 손 씻기 습관 생활화가 진짜 핵심 예방법

노로 바이러스에 감염되어 증상이 나타나더라도, 사실 건강했던 사람은 대부분 크게 고생하지 않고 가볍게 앓으며 2~3일이면 잘 회복합니다. 그리고 병균에 감염된 사람들 중에서 30%는 증상이 없고 평소처럼 멀쩡합니다. 그러나 앞서도 말했듯이, 증상이 심한 사람에게 필요한 특별히 좋은 치료법은 없습니다.

심한 구토와 설사로 인해 발생할 수 있는 탈수를 방지하기 위해 수액요법을 하는 동시에 전해질 이상을 수정해 주는 것이 가장 필요한 치료입니다. 심한 탈수 상태일 경우에는 경구용 탈수 용액과 주사용 수액을 함께 사용하기도 합니다. 만 3세 미만의 어린이들에게 지사제를 사용해서는 절대 안 되지만, 조금 큰 어린이나 어른들은 도움이 될 수 있으므로 사용합니다. 심한 구토를 하는 어른들은 구토방지제를 복용할 수 있으나 어린이들은 삼가야 합니다. 항생제는 사용해도 효과가 없는 질환이므로 사용해서는 안 됩니다. 왜냐고요? 바이러스잖아요.

사망률은 그렇게 높지 않으나 겨울철에 심심치 않게 자주 걸리고, 또 심한 구토를 일으키는 노로 바이러스 감염, 어떻게 하면 효과적으로 예방할 수 있을까요?

　많은 사람들이 그 방법을 알고 있습니다. 뻔한 것 같지만 의사들이 자주 하는 이야기를 다시 강조할 수밖에 없군요. "노로 바이러스가 들어 있는 오염된 물과 음식을 먹지 말고 아픈 사람 근처에서 얼쩡거리지 맙시다." 그러나 사실 더 중요한 것은 본인의 손 씻기 습관 생활화가 진짜 핵심이라는 거 잊지 마세요.

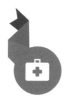

노로 바이러스 Q&A

1. 노로 바이러스 감염 증상은 어떠한가요?

• 가장 흔한 노로 바이러스에 의한 질병명은 바이러스성 장염입니다. 장염이란 위와 장의 염증 유발을 의미합니다. 대부분의 사람은 하루이틀 내에 호전되며 심각한 증세는 없지만, 면역력이 약한 영유아나 노인, 환자한테서는 탈수증상 등 특별히 의학적 주의를 기울여야 할 경우도 있습니다.

2. 어떻게 감염되나요?

• 노로 바이러스는 감염인의 분변이나 구토물에서 발견됩니다. 사람은 다양한 경로를 통해 바이러스에 감염될 수 있습니다. 예를 들면, 노로 바이러스에 감염된 식품이나 음용수를 섭취했을 때, 노로 바이러스에 오염된 물건을 만진 손으로 입을 만졌을 때, 질병이 있는 사람을 간호할 때 또는 환자와 식품, 기구 등을 함께 사용했을 경우 등입니다.

3. 노로 바이러스는 전염되나요?

• 노로 바이러스는 매우 전염력이 강하고 사람에게서 사람으로 쉽게 퍼집니다. 분변과 구토물은 전염력이 있으며, 설사 증세를 보이는 유아의 기저귀는 특별히 주의하여 취급하여야 합니다. 노로 바이러스에 감염된 사람은 증상을 느끼는 날부터 회복 후 최소 3일까지는 전염성을 띠며, 일부는 회복 후 2주간 전염력을 보이는 경우도 있습니다. 따라서 완벽한 손 씻기가 가장 중요합니다.

4. 누가 노로 바이러스에 감염되나요? 노로 바이러스에 감염된 사람은 치료가 가능한가요?

- 누구나 감염될 수 있습니다. 면역도 되지 않기에 언제든지 재발할 수 있으며, 신체적·유전적 특징에 따라 증상이 심하게 발전되는 사람도 있습니다.
- 노로 바이러스는 바이러스의 일종이므로 항생제로는 치료되지 않습니다. 현재 이에 대한 항바이러스제는 없으며 예방백신도 없습니다.
- 증상이 나타나면 그에 맞게 처치하게 되는데, 구토와 설사를 할 때 탈수 증상을 막으려면 다량의 음료를 섭취하여야 합니다. 음료수, 주스, 물을 마심으로써 탈수 증상을 예방할 수 있으나 스포츠음료는 바람직하지 않습니다.

5. 노로 바이러스 감염은 예방할 수 있나요?

- 노로 바이러스에 의한 감염은 일상생활에서 다음과 같은 습관을 길러서 노로 바이러스와의 접촉을 줄일 수 있습니다.
  ▶ 손을 자주 씻어야 합니다. 특히 화장실 사용 후, 기저귀를 교체한 후, 식사 전 또는 음식 준비 전에는 반드시 손을 씻어야 합니다.
  ▶ 과일과 채소는 철저히 씻어야 하며, 어패류는 가능하면 익혀서 드시는 것이 좋습니다.
- 질병이 발생하고 나서는 오염된 표면은 소독제로 철저히 세척하고 살균하여야 합니다. 바이러스에 감염된 옷과 이불 등은 즉시 비누를 사용하여 뜨거운 물로 세탁하여야 합니다. 환자의 구토물은 적절히 폐기하고 주변은 청결을 유지하여야 합니다. 노로 바이러스에 감염된 사람은 회복 후 3일 동안은 음식을 준비하지 않아야 합니다.

여행자를 위한 설사병 방지법 꿀팁

여행을 할 때 사람들이 가장 싫어하는 경험 가운데 하나가 배탈이 나서 여행을 망치게 되는 것이죠. 실제로 여행지와 계절, 여행 기간, 그리고 여행 행태에 따라 다르지만 여행객의 30~70%가 경험한다고 하니, 설사가 얼마나 자주 일어나는 여행의 일상사인지 피부에 와 닿습니다.

이런 일을 피하기 위한 최고의 팁은 바로 "끓여라, 익혀라, 벗겨라, 그리고 버려라!"입니다. 이 말을 잊지 말고 음식 먹을 때마다 열심히 잘 지킨다면 설사병 걱정은 덜 수 있을 겁니다. 물론 여행 떠나기 전에 손 소독제를 준비하면 더욱 좋겠지요. 그런데 이렇게 하더라도 완벽하지는 않기 때문에 예방접종으로 막아 볼 수 있는 설사병, 즉 A형간염이나 장티푸스 등의 예방접종을 미리 하고 가는 것도 좋은 방법입니다. 오지로 여행을 가는 사람들은 항생제도 준비해야 합니다.

참고 문헌

- 미국 질병관리본부 www.cdc.gov
- 세계보건기구 www.who.int/en/
- Glass RI, Parashar UD, Estes MK. Norovirus gastroenteritis. N Eng J Med 2009; 361: 1776-85.
- Hall AJ, J. Vinjé, B. Lopman, et al. Updated norovirus outbreak management and disease prevention guidelines, Mar 4 2011.
- Mandell, Douglas, & Bennett's Principles & Practice of Infectious Diseases, 8th ed. W. B. Saunders, 2014.
- Nelson Textbook of Pediatrics, 20th ed. W. B. Saunders, 2015.
- Recommendations and Reports/Vol. 60/No. 3 MMWR.

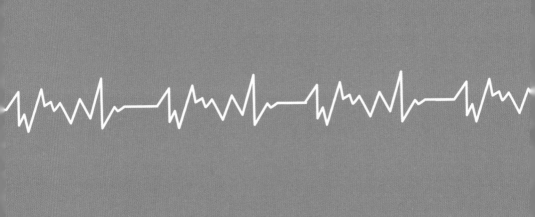

진드기 매개 감염병

치사율이 높아
더욱 두려운 바이러스

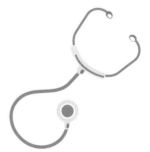

강유민
NMC 공공보건의료교육훈련센터
교육사업팀장, 감염내과 전문의

살인 진드기의 출현

'살인 진드기', '괴질' 등으로 알려져 공포를 일으켰던 감염병
원인불명의 사망 환자는 의사에게 모두 괴질 환자
괴질을 치료 또는 예방할 수 있는 병으로 만들려는 노력

2013년 5월 대한민국은 살인 진드기의 공포에 사로잡혔습니다. 언론과 미디어에서는 '살인 진드기 바이러스'의 출현을 앞다투어 보도했지요. 우리나라에서도 진드기에 물려 감염되면 치사율이 매우 높은 이른바 '살인 진드기 바이러스'로 인한 사망 환자가 발생했으며, 제주도에서 의심 환자가 늘어나고 있다는 소식이었습니다. 살인 진드기라는 말이 전하는 충격도 만만치 않은데, 치사율도 높고, 직접 진드기에 물리지 않아도 사람 간에 전염될 수 있다는 보도에 사람들은 경악할 수밖에 없었습니다. 눈에 보이지 않는 살인 진드기에 대한 공포가한국 사회를 좀먹어 갔습니다. 그런데 진짜 '살인' 진드기일까요? 이살인 진드기가 옮기는 신종 감염병에 걸리면 다 죽는 걸까요? 그저언론과 미디어를 통해 확대 재생산된 지나친 공포일 뿐일까요? 속칭 "살인 진드기병"이라고 불렸던 중증 열성 혈소판 감소 증후군(Severe

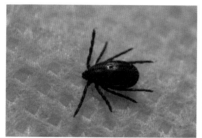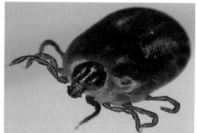

작은소참진드기 사진(흡혈 전과 흡혈 후)
출처_질병관리본부

fever with thrombocytopenia syndrome, 이하 SFTS)이라는 병의 정체
는 과연 무엇일까요?

괴질의 탄생

1986년, ○○리의 풍경은 여느 한국의 농촌 마을과 다르지
않았습니다. 마을을 조금 벗어나면 논 가까이로 숲이 우거져 있
고 야생동물 소리도 심심치 않게 들려옵니다. ○○리는 인구 약
200명의 작은 농촌 마을로 아홉 가구의 가족들이 살고 있습니
다. 1986년 1월 이들이 새로운 종류의 감염병으로 확인된 첫 환
자군이 되었습니다.

농부 강씨는 햇살이 뜨거운 가을 농번기를 맞아 온종일 쉴
틈 없이 논밭일을 했습니다. 송골송골 맺힌 땀을 닦으러 허리를
펴면 저 멀리 달달한 막걸리와 새참을 머리에 이고 오는 아내가

보이고 동네 사람들과 어울려 들판에 앉아 노동의 고단함을 잠시 잊고 정겨운 수다를 나누었지요.

어느 날 농부 강씨는 고열에 시달리기 시작했습니다. 동네 의원에서 감기라고 했지만 사흘이 지나도록 뚜렷한 호전이 없었고, 급기야 온몸에 발진이 생기고 번져 나가기 시작했습니다. 사타구니 근처에는 긁지 않은 상처에 시커먼 가피가 생겼습니다. 사타구니 주변으로 울퉁불퉁한 작은 덩어리가 만져졌고 눈도 충혈이 되었습니다. 심각하다고 느낀 가족들은 아버지를 큰 병원으로 옮겼습니다. 경과를 보기 위해 의사들은 입원을 권했고 다시 며칠의 안타까운 시간이 지났습니다.

원인이 뚜렷하지 않은 열성질환에 의료진은 당황했고 경험적 항생제와 증상을 호전시키기 위한 약제들을 투여했지만, 시간이 지나도 강씨의 병세는 나아지지 않았습니다. 매일 40도가 넘는 고열에 시달리던 강씨는 어느 날 숨이 차다고 하더니, 오후가 되자 몸이 붓기 시작하면서 점차 의식을 잃어 갔습니다. 농부 강씨가 고단한 삶의 투쟁에 지쳐 마지막 숨을 내뱉고 세상을 떠난 건 입원 후 겨우 보름째였습니다.

사실 위의 이야기는 진드기가 매개하는 가장 유명한 감염병인 쯔쯔가무시병의 전형적인 환자 사례로, 이 병이 처음으로 국내에 보고되었던 1986년의 사례를 바탕으로 필자가 상상하여 재구성해 본 것입니다. 모든 질병, 특히 전염병은 처음에는 모두 괴질이라는 이름으로 인류 역사에 등장합니다. 1970년대 렙토스피라증도, 1980년대 쯔쯔가무시증도 처음에는 그저 농촌 괴질이라고 불렸습니다. 지금도 대한민국 어딘가에는 이런 괴질들이 존재합니다. 예를 들어 원인은 잘 모르는데 임상 경과를 보면 감염병이 의심되고, 당황한 담당 의사는 머리를 쥐어짜서 해 볼 수 있는 검사는 모두 해 보지만 결과는 음성. 일단 알려진 모든 치료제, 즉 광범위 항생제, 항진균제, 가끔은 항바이러스제까지를 동원해 보지만, 치료와 상관없이 임상 경과는 속수무책으로 악화되고, 결국 사망하는 환자와 맞닥뜨릴 것입니다. 원인불명의 사망 환자는 의사에게 다 괴질입니다.

물론 '괴질'이라는 단어를 선택할 때는 아주 신중해야만 합니다. 대중이 느끼는 두려움과 공포의 정도는 감염병이 어떤 이름으로 불리느냐에 따라 달라질 수 있으니까요. 신종 감염병이 괴질, 역병이라고 불릴 때 특정한 이름을 가진 질병보다 대중의 두려움은 클 수밖에 없습니다. 특히 그 질병의 치사율이 높을 때, 예방백신도 개발된 치료제도 없을 때, 전파 경로가 불확실하여 언제, 어디서, 어떻게 감염될지 모를 때, 인간의 두려움은 최고조에 이릅니다. 안타깝게도 현대의학은 불완전하고 우리가 모르는 병은 너무도 많습니다. 하지만 견고한 과학적 지식이 쌓여 갈수록 두려움은 조금씩 사라져 갑니다. 원인 병원체가 확인되어 적절한 병명을 얻고, 연구를 통해 전파 경로가 밝혀지고, 치료제와 백신이 개발되고, 치료제와 백신이 개발되지는 않았지만 대중치료만으로도 어느 정도 극복할 수 있다는 경험이 쌓이고, 그래서 좀더 신뢰할 수 있는 치사율이 보고되면, 무엇보다도 대중의 공포를 부채질하는 언론의 보도 경쟁이 잦아들면, 괴질은 더 이상 괴질이 아닙니다.

세계화로 자유로워진 감염 매개체의 이동

기후변화, 생태변화 등으로 새롭게 부각되는 인수 공통 감염병
새로운 바이러스는 새롭게 출현한 바이러스
진드기 매개 감염병은 최근에 급격히 증가하는 추세

진드기 매개 감염병은 감염병의 역사에서도 비교적 최근에 베일을 벗기 시작한 분야입니다. 넓게 보면 매개체 감염병(vector-borne disease)은 대부분 신종 감염병으로, 진단 기술의 발전과 진드기를 비롯한 매개체에 대한 노출의 변화로 지난 30년간 많은 새로운 질환들이 알려졌습니다. 또한 진드기 매개 감염병의 대부분이 기후변화, 생태변화 등으로 그 중요성이 전 세계적으로 새롭게 부각되고 있는 인수 공통 감염병이라는 측면에서 매우 흥미로운 분야입니다.

신종 감염병이란 무엇일까요? 마치 기존에는 존재하지 않았던 새로운 바이러스(new virus)로 인해 감염병이 발생한 것처럼 들리지만, 사실은 이미 생태계에 존재하던 바이러스가 우연한 기회에 인간에게 넘어와서 감염을 일으킨 '새롭게 출현한 바이러스(newly virus)'로 인한 질병인 경우가 많습니다. 그런데 최근 들어 신종 감염병이 유난히 극성인 것처럼 보이는 이유는 무엇일까요? 문명 발달로 인한 급격한 생태계 변화로 그동안 인간에게 노출되지 않았던 병원균과 접촉할 기회가 늘어났기 때문입니다. 또한 진드기나 모기에 의해 매개되는 매개체 감염병(vector-borne disease)은 기후변화와도 밀접한 관련성이 있습니다. 그 옛날 혜초대사가 인도에 성지순례를 가던 시절에는 인도와 한국은 걸어서 3~5년이 걸리는 거리에 있었습니다. 당시 인도 성지순례 길에 80여 명이 떠나 14명만이 살아 돌아왔다는 기록이 있는 것처럼, 그 시절 낯선 이국땅으로의 여행은 목숨을 걸고 하는 도박이었습니다. 하지만 오늘날 우리는 인도까지 직항으로 9~10시간 남짓, 한국에서 가장 먼 나라인 아르헨티나도 26시간이면 갈 수 있을 정도로 가까워진 세상에 살고 있습니다. 해외 교류가 간편하고 활발해진 만큼 매개체나 바이러스의 이동도 쉽고 또 자유롭다는 이야기입니다.

이제 본격적으로 '진드기 매개 감염병(tick-borne disease)'이 무엇인지 알아봅시다. 진드기 매개 감염병은 절지동물인 진드기로 인하여 사람에게 감염이 되는 병을 말합니다. 진드기에 의한 피해는 두 종류인데 하나는 진드기가 사람의 피부를 물어 피부조직에 생기는 상처와 흡혈 시 침샘에 있던 항응혈물질이 이물질로 작용하면서 가려움과 통증이 생기면서 빨갛게 부어오르는 국소적인 알레르기 반응이 첫 번째입니다. 두 번째는 진드기에 의해 병원체가 인체 내로 운반되어 감염병이 발병하는 경우입니다. 절지동물이 매개하는 모든 질병은 숙주(host), 병원소(pathogen), 환경(environment), 그리고 매개체(vector)의 상호작용에 의해 결정됩니다. 이 중에서 매개체인 진드기의 분포와 정도, 인간과 접촉할 확률, 병원체가 숙주 밖에서 생존하는 기간 등이

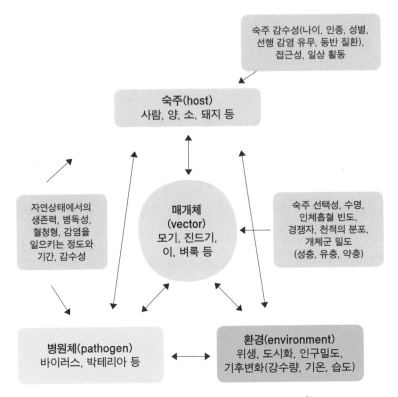

매개체 감염병의 요소(vector-borne disease)

진드기 매개 감염병 발생의 주요한 변수입니다. 진드기는 원칙적으로
동물에 기생하지만 우연한 기회에 사람을 물게 되는 경우도 빈번합
니다. 만약 피부를 물고 있는 진드기를 발견하게 되면 핀셋을 이용하
여 비틀거나 회전하여 부서지지 않게 천천히 제거하는 것이 필요합
니다. 급히 제거하다가 의두(capitulum)가 남으면 염증이 발생하거나
바이러스에 감염된 진드기일 경우 인체 감염으로 발전될 수 있기 때

문입니다.

우리나라 정부가 지정한 법정 감염병은 총 117종입니다. 이 중에서 진드기 매개 감염병은 7종으로 발생 빈도는 쯔쯔가무시병(9513건)이 1위, 2위는 SFTS(79건), 3위는 라임병(9건)입니다(2015년 질병관리본부 감염병 웹 통계 자료 기준). 쯔쯔가무시병은 질병매개체 밀도와 활성도의 증가 등을 이유로, 1994년 감시를 시작한 이후 1994년 238건에서 2013년 1만 365건, 2014년 8130건, 2015년 9513건으로 급격하게 늘어나 이제는 가장 많은 발생이 보고되고 있습니다. 이 외에도 진드기 매개 법정 감염병으로는 '진드기 매개 뇌염(tick-borne encephalitis)', '바베스열원충(Babesiosis)', '야토병(tularemia)', '큐열(Q fever)'이 있고, 진드기가 매개할 수 있는 감염병으로는 '로키산홍반열(Rocky mountain spotted fever)', '진드기 매개 재귀열(tick-borne relapsing fever)', '아나플라즈마증(Anaplasmosis)', '에르리키아증(Ehrlichiosis)' 등이 있습니다.

이 책에서는 진드기 매개 감염병 중 특별히 '바이러스'로 인한 감염병에 대해서만 다루고자 합니다. 제가 소개할 두 종류의 진드기 매개 바이러스는 작은소참진드기가 매개하는 분야바이러스과(Bunyaviridae)의 중증 열성 혈소판 감소 증후군 바이러스(Severe fever with thrombocytopenia syndrome virus, SFTSV)와, 참진드기를 매개로 전파되어 사람에게 병증을 일으키는 플라비바이러스과(Flaviviridae)의 진드기 매개 뇌염 바이러스(Tick-borne encephalitis virus, TBEV)입니다.

첫 번째 환자 사망 7개월 후에 발견된
SFTS 바이러스

합리적 의심으로 뒤늦게 밝혀진 괴질의 정체
아직 백신 개발되지 않아 특히 예방에 주의해야

임상에 있어 노련함이란 결국 환자를 보면서 쌓이는 경험과 지식에서 나오기 마련이지만, 노련한 임상의도 가끔씩 예상하지 못한 경과로 병이 진행하는 환자를 만나곤 합니다. 그런 환자들은 의사에겐 결코 풀리지 않는 의문으로 가슴 한구석에 남게 되지요. 왜일까? 그 환자는, 아니 그 환자의 병은 무엇이 달랐던 걸까? 내가 무엇인가를 놓친 걸까? 그저 그 환자가 운이 너무 안 좋았던 걸까? 의사는 혹시라도 발생했을지 모르는 오류들을 되짚어 가며 고민합니다. 그 이유는 현대 의학의 불완전함 때문일 수도, 의사의 지식이 모자란 탓일 수도, 그저 운명의 장난이라고 말할 수밖에 없는 환자의 불가항력적 상황일 수도 있습니다.

우리나라에서 살인 진드기로 유명세를 탔던 SFTS의 첫 사례는 사실 한 감염내과 의사의 합리적 의심 덕분에 발견되었습니다. 춘천에 사는 평범한 주부였던 63세 박씨가 서울대병원 응급실로 실려 온 것은 2012년 8월의 어느 날이었습니다. 박씨는 2012년 7월 20일경 평소 잘 알고 지내던 지인과 함께 화천군 ○○리 텃밭에서 잡초를 제거하는 일을 했다고 합니다. 밭일을 끝내고 난 후 목에 벌레가 문 듯한 작은 상처가 생겼지만 대수롭지 않게 넘겼습니다. 열흘이 지나고 처음엔 그냥 감기 몸살인가 싶은 정도로 몸이 불편하더니 보름 후부터 왼쪽 목 주위 림프절이 부어오르기 시작했습니다. 그러더니 8월 3일 갑자기 열이 올라 박씨는 다음 날 동네 병원을 찾았습니다. 병원에서는 항생제 치료를 시작하였고 입원치료를 받았으나 입원 후부터 심한 설사가 시작되었고, 혈액검사에서 혈소판 감소증, 백혈구 감소증이 나타났습니다. 박씨의 증상에 별 차도가 없자 가족들은 이틀 뒤 박씨를 근처 대학병원으로 옮겼습니다. 다른 항생제를 투여하고, 적절한 수액 치료를 했음에도 박씨의 증세는 점점 심각해졌습니다. 양쪽 눈은 충혈되었고, 목에 대한 CT 검사에서는 왼쪽 목과 겨드랑이 근처 여러 개의 림프절이 커져 있고 일부는 괴사된 부분이 확인되었습니다.

다급해진 가족들은 증상 발생 6일째인 8일에 박씨를 서울대병원으로 옮겼습니다. 서울대병원 의료진은 야외 활동력, 벌레에 물린 자국, 어깨와 하지에 퍼지기 시작한 출혈성 반점 등을 확인하고 쯔쯔가무시증, 신증후군 출혈열, 렙토스피라증 검사를 시행했지만 결과는 모두 음성이었습니다. 입원 후 검사에서 전혈구 감소증, 간효소 수치 상승, 단백뇨, X-ray상 양측 폐 침윤 등 심부전이 의심되었고, 박씨는 서울대병원으로 전원을 온 다음 날인 9일 오후부터 의식이 저하되어 중환자실로 옮겨 집중치료를 받았지만 끝내 의식을 회복하지 못하고 12일 오후 숨지고 말았습니다. 증상이 발생한 지 채 열흘도 되지 않은 시간이었습니다.

단지 갑자기 열이 올라 병원을 찾았을 뿐인데, 갖은 약물 치료에도 속수무책으로 병세가 악화되기만 하여 애타던 가족들의 가슴에 멍이 들고 말았습니다. 박씨는 원인불명 열성 환자 사망으로 분류되었습니다. 하지만 남편은 아내의 목에 지름 3밀리미터 크기의 상처가 나 있던 것을 기억해 냈습니다. 목에 난 상처로 진드기 매개 감염병이 의심되지만 국내에 알려진 검사에서는 모두 반복해서 음성반응을 보였던 이 이상한 사례는 환자의 비전형적인 임상 경과와 급격한 사망으로, 환자를 치료했던 의료진의 가슴에도 풀리지 않는 의문을 안겨 주었습니다.

박씨가 사망하고 7개월 후 중국과 일본에서 살인 진드기 감염 및 사망 사례가 잇따라 발생하자, 서울대병원 감염내과 오명돈 교수는 보관 중이던 박씨의 혈액 샘플을 꺼내어 다시 분석하기로 했습니다. 박씨의 죽음으로 마음 한구석에 남아 있던 물음표. 그 환자는 혹시 아직 밝혀지지 않은 새로운 종류의 감염병에 걸린 게 아니었을까?

2013년 5월 18일 서울대병원 의료진들은 국내에서 처음으로 SFTS 바이러스를 확인했습니다. 박씨가 국내 SFTS로 사망한 첫 번째 환자로 확인된 순간이었습니다. 학계에 보고하기 전에 담당 교수는 조용히 박씨의 남편을 찾았습니다. 1년 전 박씨가 사망한 원인에 대해서, 지금에 와서야 병명을 알게 된 이유, 병이 진단되기까지의 과정을 설명하고 다시 한 번 위로의 말을 전했습니다. 그나마 고인의 병명이라도 알게 되어 유가족들은 마음의 평화를 얻었을까요? 원인은 알았다손 치더라도 별다른 치료법이 없어 대증치료만으로 버텨 내야 하는 신종 감염병이라서 어쩌면 고인의 마지막 모습을 기억하는 가족들에게 한 번 더 눈물짓는 설움만 더해진 건 아니었을까요?

서울대병원에서 SFTS 첫 사망 사례를 학계에 보고한 후 제주도에서 사망한 의심 환자에게서 SFTS 바이러스 유전자가 검출되었다는 보고가 잇따랐고, 언론과 미디어를 통해 이 사실이 알려지면서 전국은 살인 진드기의 공포에 휩싸이고 말았습니다.

중증 열성 혈소판 감소 증후군
(Severe fever with thrombocytopenia, SFTS)

최근 국내에 발생한 환자의 치사율은 해마다 27%에서 47%에 이르러
진드기 접촉 최소화를 통한 예방이 최선의 방법

중증 열성 혈소판 감소 증후군은 분야 바이러스에 속하는 SFTS 바이러스(genus Phlebovirus, family Bunyaviridae)가 일으키는 신종 감염병 중 하나입니다. SFTS 바이러스의 존재는 2011년 중국에서 처음으로 확인되었습니다. 2009년 3~7월 중순, 중국 중부 및 동북부 지역에서 고열, 소화기 증상, 혈소판 감소, 백혈구 감소, 다발성 장기부전을 특징으로 하는 원인불명의 질환이 집단적으로 발생하였습니다. 지름 80~100 나노미터(1나노미터는 10억분의 1미터)에 불과한 이 바이러스의 RNA가 분리되고 확인된 건 그로부터 2년이 지난 2011년의 일입니다. 2년간의 역학조사를 거쳐 이에 대한 원인 바이러스를 규명하였습니다.

중국에서는 지난 4년간(2010~2013년) 총 1768건의 확진 환자가 보고되었고, 이 중에서 145명이 사망(치사율 7.8~12.2%)하였습니다. 하난성, 산둥성, 후베이성 순으로 다수의 환자 발생이 확인되었고 사망자는 대부분 50대 이상이었습니다. 일본에서는 2013년 1월 최초 사례가 확인되었고, 과거 사례 조사로 2005~2012년 사이 8건을 추가 확인하였습니다. 2013년 4월 이후 환자 감시를 통해 2016년 2월까지 총 162명의 감염 사례가 확인되었고 이 중에서 46명이 사망하였습니다(치사율 28%).

SFTS 환자의 국내 발생 현황은 2013년 36건(17명 사망), 2014년 55건(16명 사망), 2015년 79건(21명 사망)이 보고되었습니다(치사율 27~47%). 해마다 57명가량의 환자가 발생하고 18명가량이 숨지는 셈입니다(평균 32%).

2016년 현재 4월 12일 제주도에서 올해 첫 SFTS 환자가 보고되었습니다. SFTS의 주 발생 시기는 봄부터 가을까지인 5~10월이었고, 지역별로는 경상북도와 강원도, 제주도에서 환자가 가장 많이 발생하였고,

중증 열성 혈소판 감소 증후군(SFTS) 발생·사망자 수 (단위: 명)

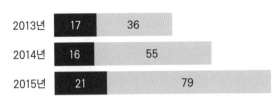

자료_질병관리본부

다음으로 경상남도, 경기도 순입니다.

아직은 이 바이러스의 생활사(life cycle)에 대한 정보는 불충분합니다. 바이러스를 보유하고 있는 매개체인 작은소참진드기(*Haemaphysalis longicornis*)가 우연한 기회에 사람을 물게 되면 바이러스에 감염되는 것으로 추정하고 있습니다. 이 진드기는 국내 전역에 분포하고 있으며 한국뿐만 아니라 특히 중국, 일본 등 동아시아와 호주, 뉴질랜드 등에 광범위하게 분포합니다. 현재까지 중증 열성 혈소판 감소 증후군은 전 세계적으로 중국, 일본, 한국 3개국에서 발생이 보고되었습니다. 작은소참진드기의 크기는 약 2~3밀리미터, 몸은 갈색빛을 띠고, 날개는 없습니다. 이 진드기에 잘 물리는 포유류는 비단 사람뿐만이 아닙니다. 염소, 양, 소, 돼지, 원숭이, 개, 사슴, 고양이, 야생쥐 등이 이 바이러스에 잘 감염되는 것으로 추정되며, 감염 양상에 대해서는 아직 잘 알려진 바가 없습니다.

이 참진드기는 주로 수풀이 우거진 곳의 토양 위나 풀잎에서 숙주를 기다리고 있다가 숙주, 즉 사람이나 동물과 같은 부착 대상이 수풀 속을 지나가면 그때 발생하는 광선 강도의 변화, 체온, 땅의 진동, 냄새, 이산화탄소 등을 감지하여 숙주에게로 옮겨 가서 이동합니다. 멀리 떨어진 곳으로 날아가 달라붙거나 하지 않고 진드기가 사는 곳에 사람이 들어감으로써 접촉하게 되므로 진드기에 물리지 않도록 하는 것이 중요합니다. 참진드기의 흡혈 부위는 어느 곳이나 가능하다고 알려져 있지만 주로 등, 사타구니, 겨드랑이, 두피 등 눈에 잘 띄지 않는 곳입니다.

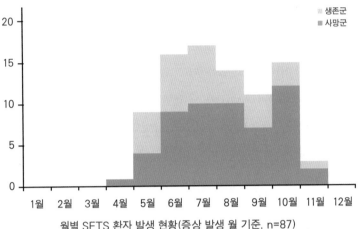

월별 SFTS 환자 발생 현황(증상 발생 월 기준, n=87)
자료_질병관리본부

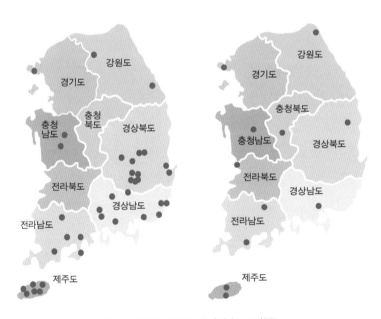

SFTS 환자의 계절적·지리적 분포(왼쪽),
SFTS 바이러스가 확인된 참진드기의 수집 장소(오른쪽)
자료_질병관리본부

중증 열성 혈소판 감소 증후군에 걸리면 5~14일 동안의 잠복기가 있어 초기에는 특이적인 증상이 없다가 고열, 구토, 설사가 나타나고 두통, 근육통이 생깁니다. 복부 통증이나 림프절 종대가 동반되는 경우도 많습니다. 후기에는 의식 저하, 잇몸 출혈, 혈변이나 혈뇨 등의 출혈 증상이 나타나고, 다발성 장기부전이 동반되면 심각한 증세로 급속히 발전한다고 알려져 있습니다. 혈액검사상으로는 혈소판 감소증, 백혈구 감소증, 다기관부전을 암시하는 검사지표들이 악화되고, 이 병에 걸린 환자의 6~30%는 사망합니다. 중증 열성 혈소판 감소 증후군의 생존자들은 증상 발생 1주 후부터 혈액검사 소견이 호전되기 시작하고, 2주 후에는 거의 정상화된다고 알려져 있습니다. 하지만 심각한 경우(Fatal SFTS)에서는 질병 후기에도 회복세가 관찰되지 않고 의식 저하, 출혈 경향이 나타납니다. 이 경우 환자들이 보이는 병리기전은 범발성 혈관내 응고장애(Disseminated intravascular coagulation, DIC) 와 다발성 장기부전의 조합입니다.

중증 열성 혈소판 감소 증후군은 환자의 혈액이나 기타 체액에서 SFTS 바이러스를 직접 확인하거나 SFTS 바이러스 유전자검출법(역전사 중합효소 연쇄반응법, RT-PCR)을 이용하여 진단하는 법, 또는 환자 혈청에서 SFTS 바이러스에 대한 IgG 항체가 의미 있게 상승하는 경우 진단을 내릴 수 있습니다.

또한 초창기 환자의 체액과 접촉했던 보호자가 감염되어 사람 사이의 전파가 가능하다는 사실이 알려졌습니다. 중증 환자를 간병했던 가족, 의료인에게 발생하였는데, 심폐소생술을 하면서 보호장구를 갖추지 못한 의료진에게서 감염이 확인되어 놀라움을 안겨 주었습니다. 따라서 SFTS 환자의 혈액 및 체액에 직접적으로 접촉하는 처치 시에는 표준적인 혈액 접촉 감염 예방 원칙을 준수해야 합니다. 하지만 일반 지역사회에서는 사람 간 전파가 될 가능성이 적어 환자 격리 및 소독이 필요하지는 않습니다.

현재까지 중증 열성 혈소판 감소 증후군 예방을 위한 백신은 존재하지 않으며, 진드기 접촉 최소화를 통한 예방이 최선의 방법입니다.

진드기 매개 감염병에 걸리지 않으려면 어떻게 해야 할까요? 당연히! 진드기에 물리지 않는 것이 중요합니다. 야외 활동 시 피부를 다 덮는 긴팔 옷과 긴바지를 입고, 산길을 걸을 때는 길가에 난 풀에 닿지 않도록 가운데로 걷는 것이 좋습니다. 맨살이 드러난 채로 들판에 오래 앉아 있거나 옷을 풀밭 위에 벗어 두거나 나무 등에 걸어 놓는 것은 조심해야 합니다. 시중에 유통되는 진드기 기피제를 사용하는 것도 좋은 방법입니다. 야외 활동 후에는 목욕을 하는 것이 좋으며, 가능하면 2시간 이내에 옷이나 가방을 세탁해서 말리고 사용한 돗자리도 세척해서 말리세요.

참고로 참진드기의 계절적 발생을 알아보자면, 우리나라에서는 5월부터 발생하기 시작하여 7월과 8월, 그리고 10월에 비교적 높은 발생률을 나타냅니다. 진드기 발생이 증가하는 시기이면서 야외 활동이 늘어나는 4~11월에는 특별히 주의를 하는 것이 좋습니다.

진드기 매개 뇌염 바이러스
(Tick-borne encephalitis virus, TBEV)

원인불명의 뇌염 중 일부는 진드기 매개 감염병일 것으로 추정
기후변화로 진드기 활동 기간이 길어져
특별한 치료법 없고 증상에 따른 대증치료 위주

아직 국내에 환자 발생이 보고된 사례는 없었지만 다가올 수도 있는 감염병, 그리고 이미 중국의 북부, 일본에서 풍토병적인(endemic) 발생이 보고되어 우리나라에도 토착화될 가능성이 있는 진드기 매개 바이러스 감염병을 간단히 소개하고자 합니다.

진드기 매개 뇌염 바이러스 TBEV(Tick-borne encephalitis virus)에 의한 뇌염은 1931년 오스트리아에서 슈나이더(H. Schneider)에 의해 최초로 확인되었으나 원인을 모르다가, 1937년 러시아에서 질버(Zilber)가 진드기에 의해 전파되는 원인 병원체 진드기 매개 뇌염 바이러스(TBEV, Far-Eastern아형)를 최초로 확인하였습니다. 세계적으로 연간 1만 명 이상의 환자가 발생하며 유럽, 러시아, 아시아 등에서는 중요한 감염성 질환입니다. 유럽에서는 연간 수천 명이 발생하고 있고, 러시아 내에서는 시베리아 서부가 세계에서 발생 정도(incidence)가 가장 높아 1996년에는 무려 1만 298건이 보고되었고, 중국 북부, 일본을 포함한 최소 34개국에서 발생이 확인되고 있습니다. 아직 국내 발생 보고는 없으나, 원인불명 뇌염 중 일부가 포함되었을 가능성이 있습니다.

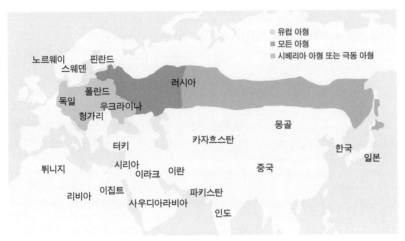

진드기 매개 뇌염 분포지역(유럽과 아시아)
★TBE virus world-wide distribution map 데이터 참조

진드기 매개 뇌염은 대부분 뇌수막염이나 뇌염의 형태로 주로 신경학적 증상을 일으키는 발열성 질환인데, 3가지 아형(European subtype, Far-Eastern subtype, Siberian subtype)에 따라 주 증상 및 예후가 다릅니다. 주로 중앙유럽에서 극동러시아, 일본 지역으로, 즉 동쪽으로 향할수록 TBEV의 병독성은 증가하는 것으로 알려져 있습니다. 진드기 매개 뇌염의 유럽 아형은 환자의 0.5~2%가 사망하는 것으로 보고되었지만, 극동 아형의 경우 치사율은 40%에 달하며, 극동 아형, 시베리아 아형의 경우 만성적인 신경학적 후유증이 남는 경우가 상대적으로 많습니다. 진드기 매개 뇌염의 역학은 유럽에서 두 가지 주요 경향성을 가지는데 하나는 위험 지역의 지속적인 확대이고 또 하나는 환자 발생의 큰 변화입니다. 보고에 따르면 진드기 매개 뇌염

위험 지역은 북쪽으로, 그리고 고위도 지역으로 지속적으로 퍼져 나가고 있는데, 이는 기후변화로 인한 진드기 생태변화가 그 원인으로 손꼽히고 있습니다. 기온이 약간만 높아져도 진드기 발생 주기가 가속화되고 충란 생산, 진드기 밀도가 증가합니다. 또한 기후변화로 인해 겨울이 덜 추워지고 봄과 가을이 길어지면 진드기가 활동하는 기간이 길어지고 이 때문에 바이러스 전파가 잦아진다는 가설이 제시되고 있습니다.

국내에서는 2008년 채집된 야생설치류의 20%, 일본참진드기(*Ixodes nipponensis ticks*)의 10%에서 유럽 아형 진드기 매개 뇌염바이러스(European subtype TBEV genes)가 확인된 것이 첫 보고였고, 이후 2011~2012년 작은소피참진드기(*Haemaphysalis longicornis*), 개피참진드기(*Haemaphysalis* flava), 일본참진드기 등에서 진드기 매개 뇌염 바이러스가 확인된 바 있습니다.

진드기 매개 뇌염바이러스(Tick-borne encephalitis virus, TBEV)는 플라비바이러스과(the genus *Flavivirus* within the family Flaviviridae)의 *Flavivirus*속으로 직경 40~60나노미터 크기의 구형 바이러스입니다. 바이러스를 가진 매개 진드기에 사람이 물려 감염되며, 사람 외에도 설치류와 조류 등이 병원소입니다. 환자는 캠핑이나, 낚시, 임업 종사 등 숲에서 활동이 많은 사람들이나 농장 등에서 반복적으로 노출되는 경우에 발생하는 것이 대부분입니다. 하지만 드물게는 혈액 내에 바이러스가 존재하는 가축에서 얻어진 유제품을 살균 처리하지 않은 상태로 섭취하거나 가축을 도축하는 과정에서 감염될 수 있으며, 수혈·모유 수유 등으로 인한 감염 의심 사례도 보고되고 있습니다.

잠복기는 대개 7~14일로 사람 간 직접 감염은 발생하지 않는 것으로 알려져 있습니다. 피부를 통해 체내로 침입한 바이러스는 림프절을 따라 이동하며 증식하고 수일 동안 바이러스 혈증을 일으키게 됩니다. 이 시기에 간·비장·골수 등 망상계(reticulo-endothelial system), 신경조직을 손상시키는데, 바이러스가 혈액-뇌 장벽을 넘어 중추신경계로 침투하여 염증, 세포 파괴, 세포 기능 저하를 일으키며 신경학적 증상이 나타납니다.

발병 초기에는 발열, 권태감, 식욕부진, 근육통, 두통, 오심, 구토 등이 발생합니다. 후기로 진행하면 20~30%의 환자에서 완화 후 약 8일 뒤에 발열, 두통이나 경부강직, 기면, 혼돈, 감각장애, 마비 등 중추신경계 증상이 나타납니다. 진드기 매개 뇌염의 발병은 확실히 연령이 증가할수록 높아지며 임상 양상도 고령에서 더 심하게 나타나고, 주로 신경학적인 후유증을 남기는 방향으로 진행합니다.

진단은 진드기 매개 뇌염에 합당한 임상적 특징을 보이면서 검체(뇌조직, 뇌척수액, 혈청 등)에서 바이러스 분리 또는 항원 및 유전자 검출을 하거나, 환자 혈청이나 뇌척수액에서 특이 IgM 항체를 확인하거나, 또는 회복기 혈청의 항체가가 급성기에 비해 4배 이상 증가하는 경우 확진할 수 있습니다.

현재까지 진드기 매개 뇌염의 경우 효과적인 항바이러스제나 특별한 치료법은 없으며 주로 증상에 따른 대증치료를 합니다. 다행히 백신은 현재 오스트리아, 독일, 러시아에서 개발된 최소한 네 종류의 백신이 있어 유럽의 발생 지역에서는 접종이 가능합니다. 국내 발생 사례는 아직 없으나 매개 진드기와 설치류에서 진드기 매개 뇌염 바이러스가 검출된 보고가 있으므로 향후 국내에서도 발생할 가능성이 있어 주의를 요합니다.

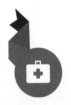

SFTS Q&A

1. 중증 열성 혈소판 감소 증후군은 어떤 질병입니까?

- 2009년 중국에서 처음 발생하여, 2011년에 처음 그 존재가 확인된 새로운 감염병입니다. 중국 중부 및 북부 일부 지역 외에 일본과 우리나라에서 주로 발생하고 있습니다.
- SFTS 바이러스 감염에 의해 발생하며 발열, 소화기 증상과 함께 백혈구·혈소판 감소 소견을 보이고, 일부 사례에서는 중증으로 진행되어 사망에 이르기도 합니다.
- SFTS 바이러스는 주로 야외 작업(밭농사 등)과 같이 지속적이고 반복적인 진드기 노출이 있는 경우 바이러스를 보유하고 있는 진드기에 물려 감염이 되는 것으로 알려져 있습니다.

2. 중증 열성 혈소판 감소 증후군에 걸리면 어떤 증상이 있나요?

- 원인불명의 발열, 소화기 증상(식욕저하, 구역, 구토, 설사, 복통)이 주 증상입니다. 이와 함께 두통, 근육통, 신경증상(의식장애, 경련, 혼수), 림프절 종대, 출혈이 동반될 수 있습니다.

3. 진드기에 물리면 무조건 감염되나요?

- 그렇지 않습니다. 현재 국내에 서식하는 작은소참진드기의 100마리 중 99마리는 SFTS 바이러스를 가지고 있지 않기 때문에 물린다고 해도 대부분의 경우엔 SFTS에 걸리지 않습니다. 하지만 진드기에 물린 뒤 6~14일(잠복기) 이내에 고열과 함께 구토, 설사와 같은 소화기 증상이 동반되면 가까운 의료기관에 방문하셔서 진료 및 검사를 받으시

는 것이 좋습니다.

4. 어떤 진드기가 SFTS 바이러스를 보유하고 있습니까?

• 작은소참진드기 등의 진드기류에서 SFTS 바이러스가 발견되고 있습니다. 이러한 진드기의 활동 시기인 봄과 가을 사이에 환자가 발생하고 있습니다.

5. 집먼지진드기도 매개가 가능한가요?

• 일반적으로 집에 서식하는 집먼지진드기와는 그 종류와 특성이 전혀 다릅니다. 집먼지진드기가 주로 침구류 등지에서 인체에서 떨어져 나온 각질 등을 먹고 살며, 현미경으로 봐야 할 정도로 크기가 작은 것에 비해, SFTS를 유발하는 참진드기 종류는 주로 수풀 등 야외에 서식하는 것이 특징입니다. 크기도 약 3밀리미터 정도로 자세히 보면 눈에 보일 정도로 큰 편입니다. 국내에는 전국적으로 널리 분포하며 주로 풀숲에 서식하고 있으면서 풀숲을 훑고 지나가는 등 직접적인 접촉으로 묻어서 사람에게 옮겨 옵니다.

6. 이 병에 걸리지 않기 위해서는 어떻게 예방해야 할까요?

• 진드기에 물리지 않도록 하는 것이 중요합니다. 특히 진드기의 활동이 왕성한 4월과 10월 사이에 특히 주의하여야 합니다. 풀숲이나 덤불 등 진드기가 많이 서식하는 장소에 들어갈 경우에는 긴소매, 긴바지, 다리를 완전히 덮는 신발을 착용하여 피부의 노출을 최소화하는 것이 중요합니다. 또한 야외 활동 후 진드기에 물리지 않았는지 꼭 확인하고, 옷을 꼼꼼히 털고, 반드시 목욕이나 샤워를 생활화하는 것이 좋습니다. 야외 활동 시 기피제를 사용하는 경우 일부 도움이 될 수 있으나, 피부 노출을 최소화하는 것이 더 중요하다고 생각됩니다.

7. 진드기에 물린 후 어떻게 해야 합니까?

- 진드기의 대부분은 인간과 동물에 부착하면 피부에 단단히 고정되어 장시간(며칠에서 10일간) 흡혈합니다. 손으로 무리하게 당기면 진드기의 일부가 피부에 남아 있을 수 있으므로 핀셋 등으로 깔끔히 제거하고, 해당 부위를 소독하는 것이 좋으며, 필요시 가까운 의료기관을 방문하여 치료를 받는 것이 좋습니다.

8. 확인 진단을 위한 검사는 어떻게 진행되나요?

- 현재 의료기관에서 의사 선생님이 SFTS를 의심하는 경우 보건소 등을 통해 시도 단위 보건환경연구원으로 의뢰하여 검사가 진행되며 배송 절차·검출 과정에 따라 결과 통보까지 수일 정도 소요됩니다.

9. 치료방법이 있습니까?

- 증상에 따른 내과적 치료를 시행합니다. 현재까지 이 바이러스에만 듣는 특별한 항바이러스제는 존재하지 않습니다.

10. 환자와 접촉 시 주의사항이 있습니까?

- 공기나 비말 등으로 전염되지 않기 때문에 같은 병실에 머무르거나 할 때 특별한 제약이 있지 않고, 별도 병실에 격리할 필요도 없습니다. 다만, 중국에서 일부 사례의 경우, 환자의 출혈로 혈액에 직접 접촉함으로써 감염된 것으로 추정된 사례가 확인된 바 있어, 의료진의 경우 환자의 혈액·체액과 직접적으로 접촉할 시엔 장갑 등 보호장구를 착용하고, 표준 격리(Standard Precaution) 지침을 준수해야 합니다.

참고 문헌

- 질병관리본부(KCDC) www.cdc.go.kr
- CID 2015; 60: 1681-83.
- Emerg Infect Dis. 2014 Nov; 20(11): 1880-2.
- Emerg Infect Dis. 2014 Aug; 20(8): 1358-61.
- Journal of General Virology(2009), 90, 1781-1794.
- JKMA 29(5): 537-547, 1986.
- N Engl J Med. 2011; 364: 1523-32.
- IASR 37: 39-40, March 2016 vol. 35 No. 6(No. 412).
- Vector Borne Zoonotic Dis(2008), 8, 7-13.
- Ticks and Tick-borne Diseases 7(2016) 399-404.

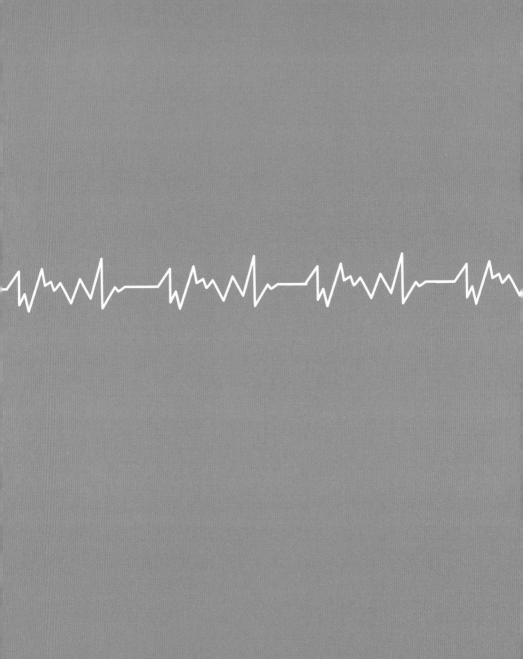

지카 바이러스

백신의 미개발은
극한의 공포로 이어진다

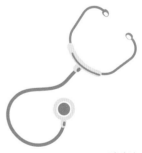

진범식
NMC 감염병센터장

왜 지금인가?

사람에게 알려진 뒤에도 50년간 칩거
2000년 이후 아프리카, 아시아, 태평양을 건너 미주에 상륙해
올림픽을 앞둔 브라질에서 존재감 드러내

2016년 8월에 개막하는 리우데자네이루 올림픽을 앞두고 몇몇 종목의 선수들은 올림픽 불참을 선언했습니다. 바로 지카 바이러스 때문입니다.

지카 바이러스가 처음 알려진 것은 1947년입니다. 지카 바이러스 감염증에 대한 연구가 아니라 지카 바이러스와 형제 격인 황열에 대한 조사를 하던 중 우간다의 지카숲에 사는 히말라야원숭이(rhesus macaque)한테서 발견되었습니다. 처음에는 사람에게 감염을 유발하는지에 대해 알려진 바가 없었지만, 얼마 지나지 않아 이루어진 연구에서 우간다를 포함해 이집트, 동아프리카, 나이지리아, 인도, 태국, 베트남, 필리핀, 말레이시아 등 아시아와 아프리카에 걸쳐 광범하게 인체 감염이 있다는 것이 확인되었습니다. 그렇지만 최초로 바이러스가 확인된 이후 50년 동안 인체 감염 사례가 보고된 것은 13건에 불과했습니다. 이렇게 넓은 지역에 분포하는 질병이 수십 년 동안 손에 꼽을 정도만 질병을 일으켰다는 사실이 놀라울 수도 있지만, 반대로 이 병은 그렇게 드물고 관심을 끌 만한 점이 없는 병이라고 생각하는 게 더 맞을 것 같습니다. 적어도 2007년 전까지는 그랬습니다.

2007년 호주 북동부에 있는 미크로네시아의 얍(Yap)이라는 주 섬들에서 지카 바이러스의 유행이 나타났습니다. 그리고 전 인구가 6700명인 나라에서 5000명이 감염되는 일이 발생합니다. 그리고 2013년과 2014년에는 남태평양에 있는 프랑스령 폴리네시아에서 유행이 발생해 3만 2000명이 감염되었고 전체적으로는 얍의 경우와 마찬가지 양상으로 확산되었지만, 길랭-바레 증후군에 대한 보고가 있었습니다. 그리고 유행은 뉴칼레도니아, 이스터 섬, 쿡 제도, 사모아 같은 다른 태평양의 섬들로 확산되어 갔습니다.

지카 바이러스가 전 세계적인 주목을 끌게 된 미주대륙에서의 유행은 2015년 3월에 시작되었습니다. 브라질 바이아에서 발생한 발진성 질병의 유행이 지카 바이러스로 인한 것임이 확인된 후 2015년 말까지 총 130만 명이 감염된 것으로 집계되었고, 콜롬비아 등 주변 국가로 확산되어 2016년 4월까지 미주대륙 국가들 중 34개국에서 질병이 확인되었습니다.

무엇보다도 지카 바이러스가 전 세계인의 주목을 끌게 된 것은 2015년 9월, 브라질에서 지카 바이러스와 소두증이 관련되어 있다는 보고가 나오고 난 다음부터였습니다. 소두증은 임산부가 지카 바이러스에 감염되어야 나타나는 질병이기 때문에 전체 감염인 수로 봐서는 매우 소수에게서만 나타나게 됩니다. 또, 적극적인 산전 관리를 하는 지역이 아니라면 태아가 출생한 이후에야 확인할 수 있어서 비특이적인 증상만을 보이는 지카 바이러스 감염증과의 관련성을 생각하기는 쉽지 않았을 것입니다. 그래서 브라질에서 폭발적 감염이 발생한 이후에야 지카 바이러스와 소두증 증가의 관련성이 처음으로 대두된 것으로 생각됩니다.

브라질에서 지카 바이러스와 소두증의 관계가 알려진 이후 프랑스령 폴리네시아에서도 다시 조사를 시행했고 지카 바이러스 유행 이후에 소두증을 포함한 태아 이상 소견의 증가가 있었다는 것이 확인되었습니다. 선천적 이상을 유발하는 감염성 질환이 보고된 것은 50년 만일 만큼 현대의학에서도 드물고 충격적인 일이었고, 이로 인해 세계

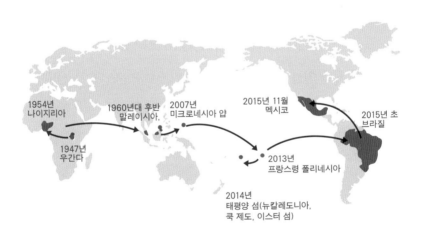

지카 바이러스의 확산
★Lancaster University, Journal of General Virology 데이터 참조

보건기구는 공중보건학적 비상사태를 선포했습니다. 지카 바이러스가 처음 발견된 앙골라에서는 2016년 들어 형제 바이러스인 황열이 기승을 부려서 100명 이상이 사망했습니다. 황열이 다시 유행하는 즈음에 황열 연구 도중 발견된 지카 바이러스가 창궐하는 것은 아이러니가 아닐 수 없습니다.

문제는 모기!

대표적인 모기 매개 질환은 말라리아
우리나라의 흰줄숲모기가 뎅기·지카 바이러스를 매개할 가능성 있어

잘 알려진 대로 지카 바이러스는 모기를 통해 전염됩니다. 지카 바이러스가 처음 발견된 아프리카에서는 야생 영장류와 숲모기 간 바이러스 감염사슬이 존재합니다. 그리고 이런 지역에서 지카 바이러스를 매개하는 모기는 도시 지역에서 지카 바이러스를 옮기는 모기와 유사하지만 그 종류가 다릅니다. 야생 동물에서만 이런 감염사슬이 유지된다면 사람에게 미치는 영향이 제한적이겠지만 도시 지역에도 지카 바이러스를 매우 잘 옮기는 모기가 서식하고 있습니다. 대표적인 것이 이집트숲모기와 흰줄숲모기입니다. 사실 두 종 모두 현재 유행하는 지카 바이러스에 대해 전파력이 그렇게 우수한 편은 아니랍니다. 즉, 바이러스가 포함된 혈액을 흡혈하더라도 실제 다른 사람에게 전파할 수 있을 정도로 모기의 침샘에 감염력이 있는 바이러스가 자리 잡는 비율이 그다지 높지 않다는 것이죠. 하지만 이집트숲모기는 주로 사람을 흡혈한다는 점, 한 번 사람을 흡혈할 때 여러 번 문다는 점, 모기가 물 때 사람이 잘 알 수 없다는 점, 사람 거주 지역 인근에 산다는 점 등 지카 바이러스 전파에 유리한 특징이 여러 가지가 있습니다.

다행스럽게도 이런 이집트숲모기는 우리나라에 서식하지 않는 것으로 알려져 있습니다. 그러나 마음을 놓을 수는 없습니다. 이집트숲모기와 사촌 격인 흰줄숲모기가 우리나라에서 발견되고 있기 때문입니다. 물론 우리나라에서 발견되는 모기 중 흰줄숲모기의 비율은 소수입니다. 하지만 흰줄숲모기는 지카 바이러스뿐만 아니라 뎅기열이나 치쿤구니야열 등을 전파시킬 수 있습니다. 사실 많은 과학자들이 우리나라에 뎅기열이 유입될 가능성을 우려해 왔습니다.

아직 우리나라에서 뎅기 바이러스에 감염된 흰줄숲모기는 발견되지 않았지만 현실적으로 모기를 완전히 제거할 수는 없으므로 흰줄숲모기에 노출될 확률을 줄이려는 노력을 해야 합니다. 특히 흰줄숲모기도 기본적으로는 숲에 서식하는 종이므로 농촌 지역이나 산에 인접한 주거지 등에서는 모기가 산란하고 유충이 자랄 수 있는 물고임 장소(폐타이어, 유리병이나 플라스틱통 같은 인공 용기, 쓰레기통, 버려진 깡통 등)를 제거하고 물리적으로 제거하기 어려운 물고임 장소에 대해서는 유충 구제제를 사용하여 방제하는 것을 생활화하는 것이 좋습니다. 또한 모기가 활동하는 시기에 야외 활동을 할 경우에는 긴 옷을 착용하여 피부 노출 부위를 최소화하고 노출 위험이 있는 곳은 곤충 기피제를 사용하는 것이 좋습니다.

지카 바이러스는 예방접종이나 치료제가 없기 때문에 질병이 우리나라에 토착화하는 것을 막아야 합니다. 우리나라에 이집트숲모기가 서식하지 않으니까 지카 바이러스 감염인이 우리나라로 유입되어도 전파될 확률이 상대적으로 낮다고 방심하다가 혹시라도 지카 바이러스에 감염된 모기가 발생하게 되면, 모기의 특성상 추적이나 제거가 어렵고, 아직 규명되지는 않았지만 산란을 통해 수백, 수천 마리의 지카 바이러스 감염 모기가 재생산될 가능성도 배제할 수 없습니다. 그러므로 백신 등 효과적인 지카 바이러스 예방법이 나오기 전까지는

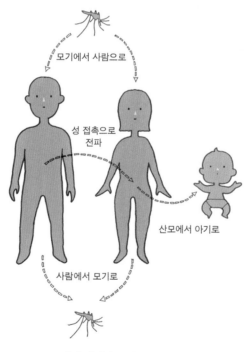

지카 바이러스 감염 경로

흰줄숲모기에 물리는 것을 최대한 피하는 습관을 생활화해야 지카 바이러스가 우리나라에 토착화할 확률을 줄일 수 있습니다.

네? 사람도 문제라고요?

폭발적 확산은 모기가 매개
모체-태아 간 수직감염보다는 성 접촉을 통한 전파가 더 문제
사람을 통한 전파는 통제하기 어려워

그렇습니다. 지카 바이러스의 폭발적 전파가 모기를 통해 이루어졌다는 것에 대해서는 이견이 없습니다. 그렇지만 모기를 피한다고 완벽한 건 아닙니다. 모두가 알다시피 임산부가 지카 바이러스에 감염되면 태아에게 전파되어 소두증이나 유산을 초래할 수 있습니다. 또한 분만 과정에서 신생아에게 감염을 유발한 사례도 알려져 있습니다.

그런데 지카 바이러스 확산의 측면에서 보면 모체에서 태아로의 수직감염보다는 성 접촉이 더 문제입니다. 유행 지역을 다녀온 사람과의 성 접촉을 통해 지카 바이러스가 전파된 사례는 이미 보고가 되어 있습니다. 지카 바이러스 감염증은 증상이 경미하고 무증상인 경우도 많기 때문에 본인도 인지하지 못하는 상황에서 다른 사람에게 성 접촉을 통해 전파할 가능성도 배제할 수 없습니다. 또 유증상 감염인도 증상이 발생되기 전에 성 접촉을 통한 전파가 가능한 것으로 알려져 있으며 감염 남성의 정액에서는 증상 발현 62일이 경과한 후에도 바이러스가 검출된 적이 있었습니다. 그래서 감염 지역을 다녀온 후에는 2개월가량 콘돔을 사용하는 등 성 접촉을 통한 전파 가능성에 대해 주의해야 하고(확진 환자는 6개월 동안 주의가 필요합니다) 여성은 이 기간 동안 임신을 피해야 합니다. 수혈을 통한 감염은 아직 보고된 바 없지만 이론적으로 충분히 가능성이 있으므로 역시 위험 지역 여행 후 1개월간 헌혈을 피해야 합니다. 지카 바이러스 유증상 감염기에 있는 여성이 수유를 할 경우 모유에서 고농도의 바이러스가 확인된 바가 있기 때문에 수유를 통한 전염 가능성도 염두에 두어야 합니다.

지카 바이러스의 두 얼굴 - 몸살부터 소두증까지

지카 바이러스 자체는 무증상이거나 대부분 경미한 증상
소두증은 드물게 발생하기 때문에
브라질에서의 대유행 전에는 지카 바이러스와의 관련성 인지하지 못해

지카 바이러스에 감염될 경우 발열, 발진, 결막염, 관절통 등의 증상이 나타나게 됩니다. 잠복기는 대략 7일 미만으로 생각되며 일반적으로는 증상이 있을 때만 혈액 내에서 바이러스가 검출됩니다. 자원자를 통한 실험에서 지카 바이러스를 피하에 접종한 뒤 83시간 후에 발열이 나타났고 증상은 4일간 지속되었다는 보고가 있습니다. 그러나 처음으로 지카 바이러스 유행이 나타났던 얍에서 시행한 조사에 따르면 혈청유병률 조사를 통해 지카 바이러스에 감염되었던 것으로 추정되는 사람들 중 19%만 이런 증상을 기억하고 있었다고 합니다. 그러므로 절반 이상의 지카 바이러스 감염인은 증상이 없이 급성 감염기가 지나가는 것으로 생각하고 있습니다. 대표적인 증상도 다른 바이러스 감염과 크게 다르지 않고 발열이 있더라도 단기간 미열에 그치는 등 대부분 증상이 경미해서 앞에서 발생한 대유행 시기에도 입원 치료를 받은 사람은 없었다고 합니다.

그렇지만 불행하게도 지카 바이러스는 임산부가 감염될 경우 태아에게 심각한 결과를 초래할 수 있습니다. 아직 지카 바이러스가 태아에 미치는 영향에 대해 자세히 밝혀지지는 않았지만 아마도 기존에

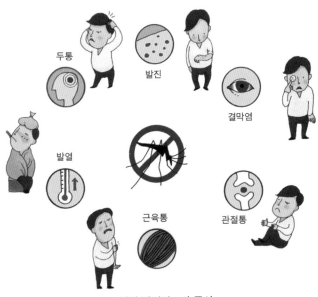

두통　발진　결막염　발열　근육통　관절통

지카 바이러스의 증상

선천성 소두증을 유발할 수 있는 풍진이나 거대세포 바이러스의 경우를 유추해 보면 그 단면을 파악할 수 있습니다. 풍진 같은 경우 임신 초기 10주 이내의 산모가 감염될 경우 최대 90%까지 태아에 악영향이 나타나며 18주 이후에 감염되면 그 위험이 현저히 감소합니다. 거대세포 바이러스의 경우에도 임신 초기 감염이 태아에 미치는 영향이 크지만 임신 2기나 3기 감염도 영향을 미칠 수 있습니다. 더욱 우려스러운 것은 거대세포 바이러스에 감염된 태아의 경우 출생 시 특별한 이상이 관찰되지 않더라도 나중에 청력 손실이 확인되는 경우가 있다는 사실입니다. 이런 점을 고려해 볼 때 지카 바이러스에 감염된 태아에게서 어떤 후유증이나 합병증이 나타날지에 대해서는 앞으로 면밀하게 조사할 필요가 있습니다.

사실 소두증이라는 것은 임신 주수에 비해 태아의 머리 크기가 작다는 임상적인 현상에 불과합니다. 이것이 뇌의 성장에 문제가 있음을 나타내기는 하지만, 표준화된 기준이 없기 때문에 현재 지카 바이러스 유행에서 소두증이 얼마나 발생하는지 파악하기가 어렵습니다. 미국 질병통제예방센터에서는 소두증에 대해서 연령 및 성별에 따른 수치 중 하위 3%에 속할 경우 소두증으로 분류하는 기준을 제시했습니다. 이런 기준으로 보면 전 세계적으로 태아 10만 명당 2~12명이 소두증으로 분류됩니다.

소두증이 나타나는 원인은 정상적인 뇌 생성 과정 중 초기에 문제가 생겨서 구조적으로 뇌의 생성이 중단되는 것이고, 결국 두개골도 미완성 형태의 뇌에 맞춰져 모양이 형성됩니다. 이런 뇌 생성 과정의 중단 현상은 임신 2기 후기나 임신 3기 초기에 나타나는 것으로 추정됩니다. 사실 지카 바이러스가 직접적으로 소두증을 유발한다는 실험적인 증거는 없습니다. 하지만 소두증이 있는 태아의 뇌에서 지카 바이러스가 발견된다는 점, 지카 바이러스에 감염된 산모들에서 태아의 소두증 발생 확률이 높다는 점 등은 강력히 관련성을 시사하고 있습니다. 풍진이나 거대세포 바이러스처럼 임신 1기 지카 바이러스 감염이 소두증 발생 위험이 높은 것으로 생각되며 지금까지의 연구에 따르면 주로 임신 7주에서 13주 사이에서 높은 관련성이 보고되고 있습니다. 한 연구에서는 임신 중 지카 바이러스에 감염될 경우 무려 29%에서 태아 초음파상 이상 소견이 발견된다는 충격적인 결과가 확인되었습니다. 일부 지카 바이러스 유행 국가에서 임신 자제를 권고하는 충격적인 조치가 취해지는 것도 이해가 되는 측면이 있습니다.

소두증 등 태아에 미치는 악영향 외에 주목받는 것은 길랭-바레 증후군 등 신경학적 합병증입니다. 길랭-바레 증후군은 신경을 둘러싸고 있는 '수초'라는 절연물질이 벗겨지면서 발생하는 급성 마비성 질환입니다. 길랭-바레 증후군은 지카 바이러스 외에도 다른 바이러스 질환에서도 나타날 수 있으며 급성 감염 후 평균 10일 전후에 갑작스럽게 나타나서 다리에 힘이 빠지는 증상으로 시작되어 심하면 호흡곤란이나 혈압, 맥박 등에도 이상 소견이 나타날 수 있습니다. 대부분은 2달에서 1년 사이에 완전히 회복되지만 드물게는 운동장애가 남을 수 있습니다. 프랑스령 폴리네시아에서 시행된 연구에 따르면 지카 바이러스에 감염된 사람은 그렇지 않은 사람에 비해 무려 34배나 길랭-바레 증후군 발생률이 높았다고 하니, 가임기 여성이 아니라고 해서 지카 바이러스가 남의 일이라고 치부해서는 안 되겠죠?

지카 바이러스, 검사받을 수 있나요?

확실한 진단은 급성 감염기 동안 가능
급성기 항체 검사는 유용성 떨어져
감염과 관련되어 가장 우려되는 소두증은 진단이 어려워

물론 가능하지만, 조금 복잡합니다. 현재 지카 바이러스를 진단하는 방법은 직접 바이러스의 핵산 물질을 검출하는 방법과 바이러스가 우리 몸에 들어오면 그것에 대해 우리 몸이 만드는 급성기 항체를 검출하는 방법이 있습니다. 혈액에서 바이러스의 핵산물질을 검출하는 것이 가장 확실한 방법이지만 바이러스는 혈액 내에 일시적으로만 존재하므로 증상이 발생하고 1주일 이내에 검사하는 것이 진단 확률이 가장 높습니다. 급성기 항체가 바이러스 감염 후 언제 나타나는지에 대한 정보는 아직 불충분하지만 지카 바이러스와 유사한 바이러스들의 경험을 고려하면 증상 발현 1주 이내에 시작하고 수개월간 지속되는 것으로 생각됩니다.

그런데 급성기 항체를 통한 진단법도 여러 가지 문제점이 있습니다. 먼저 지카 바이러스 감염인에서는 뎅기 바이러스에 대한 급성기 항체 검사도 양성 소견을 보일 수 있습니다. 플라크감소중화시험이라는 방법을 통하면 이런 문제점을 어느 정도 해결할 수 있는데 혈액 내에 있는 항체가 실제로 바이러스를 무력화시킬 수 있는지 확인하는 방법입니다. 그러나 이 방법을 사용하기 위해서는 1주일 정도 시간이 소요되고 비용이 상당히 많이 듭니다. 또한 바이러스를 직접 실험에 사용하기 때문에 취급에 주의가 필요해서 보편적으로는 사용되지 못하고 있습니다. 이렇게 플라크감소중화시험은 사용하기 어렵기 때문에 지카 바이러스 급성기 항체가 양성이고 뎅기 바이러스 급성기 항체는 음성인 경우 잠정적으로 지카 바이러스 감염으로 간주하는 방식도 있지만 이러한 방법에 대해서는 좀 더 검증이 필요합니다.

또 항원원죄(original antigenic sin)라는 현상이 있는데 이전에 뎅기처럼 지카 바이러스와 유사한 바이러스에 노출된 경우, 지카 바이러스가 체내에 침투했을 때 지카 바이러스 자체에 대한 급성기 항체보다 이미 면역이 형성되어 있는 뎅기 바이러스에 대한 급성기 항체가 신속하게 생산되어 지카 바이러스의 진단을 어렵게 할 수도 있습니다. 특히 이런 현상을 유발할 수 있는 뎅기 바이러스는 지카 바이러스와 유사한 지역에 분포하고 있어서 검사 결과의 해석에 있어 주의가 필요합니다.

자료가 많지는 않지만 지카 바이러스는 혈액보다 소변에서 더 장기간 분리된다고 합니다. 이 경우 직접 바이러스 검출을 통해 진단할 수 있는 기간이 늘어납니다. 또한 타액에서 혈액보다 바이러스가 더 잘 검출된다는 보고도 있습니다. 하지만 일부 환자에서는 반대의 현상이 관찰되고 타액에서 바이러스가 검출되는 기간이 혈액보다 더 긴 것은 아닙니다.

지카 바이러스에 감염된 임산부의 태아나 신생아에서 지카 바이러스 감염을 진단하는 것은 더 어렵습니다. 임신 중 양수나 출생 후 탯줄 혈액에서 지카 바이러스가 검출된 경우가 있었지만 실제로 이런 방식의 검사가 얼마나 정확한지는 잘 알려져 있지 않습니다. 태아의 소두증은 임신 18~20주 무렵부터 확인할 수 있지만 더 시간이 지나야 확인되는 경우도 많습니다. 진단이 늦어지는 이유 중 일부는 소두증 자체가 늦게 발생하는 사례가 있기 때문이고 현재 소두증을 확인할 수 있는 방법인 태아 초음파가 사실 소두증을 확인하는 데 있어서 그렇게 정확한 방법이 아니라는 점도 또 다른 이유라고 합니다. 지카 바이러스 감염과 관련되어 가장 우려되는 소두증의 진단이 어렵다는 점은 지카 바이러스에 대한 두려움을 가중시키는 이유 중 하나입니다.

지카 바이러스의 치료와 백신 개발

치료제나 백신 개발은 많은 시간과 비용이 소요
현재로서는 철저한 예방과 확산 방지가 최선
우리나라 토착화 위험은 높지 않아

알려진 대로 현재 지카 바이러스 치료법은 없습니다. 사실 지카 바이러스 치료법이 당장 필요한지도 생각해 봐야 합니다. 지카 바이러스는 대부분 경미한 증상을 보이거나 무증상인 경우도 많을 것으로 추정됩니다. 이런 가벼운 질병의 치료법을 개발하기 위해 많은 비용을 투자해야 할까요? 물론 산모가 지카 바이러스에 감염되면 태아에게 심각한 악영향을 미치고 드물게는 길랭-바레 증후군도 발생하고 있습니다. 그러나 효과적인 치료제가 개발된다고 해도 태아에 미치는 악영향을 얼마나 줄여줄 수 있을지는 가늠하기 어렵습니다. 길랭-바레 증후군은 바이러스 자체가 유발하는 질환이 아니므로 역시 치료제는 효과적인 대응 수단이 되기 어렵습니다. 오히려 지카 바이러스에 대한 대응에서 관심을 받고 있는 것은 백신입니다. 아직 개발된 백신은 없지만 지카 바이러스는 비교적 변이 발생의 정도가 높지 않은 편이라서 효과적인 백신이 개발된다면 전 세계 여러 지역에서 발생하는 지카 바이러스 예방에 효과가 있을 것으로 예상됩니다. 뎅기 바이러스 백신 개발 과정에서 혈청형에 따른 다양성으로 많은 어려움이 초래되었던 것을 생각하면 그나마 다행이 아닐 수 없습니다.

사실 많은 사람이 감염이 되면 그 사람들이 면역을 획득하게 되고 인구집단에 면역이 있는 사람의 비율이 증가하면 그 병은 더 이상 유행을 하지 않게 됩니다. 그렇다고 해서 이런 집단 면역이 구축될 때까지 그냥 기다리고 있을 수는 없습니다. 향후 바이러스의 확산 속도나 토착화 여부 등을 정확히 예측하는 것은 불가능할뿐더러 그 과정에서 태아 합병증이나 길랭-바레 증후군 등이 지속적으로 발생할 여지가 크기 때문입니다.

다행스럽게도 우리나라는 매개 모기의 분포 등을 고려할 때 지카 바이러스가 토착화할 가능성은 크지 않은 것으로 생각되고 있습니다. 그러나 바이러스의 특성상 언제든지 변이가 생길 수 있고 이런 것들이 매개 모기의 변화로 이어져, 우리나라에 많이 서식하는 모기를 통해서도 유행이 발생할 수 있습니다. 또한 지구 온난화 등 기후변화도 향후 지카 바이러스 확산에 영향을 줄 수 있으므로 질병의 확산이나 매개 모기의 분포 등에 대해 지속적인 관심을 가져야 하겠습니다.

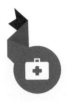

지카 바이러스 예방법

1. 지카 바이러스 유행 지역 여행 전 준비
- 여행 국가가 지카 바이러스 유행 지역인지 반드시 확인합니다(질병관리본부 홈페이지 www.cdc.go.kr 또는 해외여행질병정보센터 www.travelinfo.cdc.go.kr 등을 참고하세요). 임산부는 유행 지역으로의 여행을 출산 이후로 연기하는 것이 필요합니다.
- 여행 전 모기 회피법을 숙지하고 곤충 기피제를 준비합니다.

2. 여행 중 주의사항
- 숙소는 방충망 또는 모기장이 있고 냉방이 잘되는 곳으로 선택하는 것이 좋습니다.
- 야외 외출 시에는 긴팔 옷을 착용하고 모기가 선호하는 어두운 색보다는 밝은 색 옷을 착용하는 게 좋습니다.
- 모기 기피제는 사용 전 주의사항을 반드시 확인하고 허용량을 초과하지 않도록 노출된 피부나 옷에 엷게 발라 줍니다. 눈/입 등 점막이나 상처 부위에는 사용하지 않아야 합니다.
- 모기 기피제는 DEET, Icaridin, eucalyptus, IR3535 등이 함유된 스프레이 또는 바르는 제제를 준비합니다. 일정에 따라 항공기 기내 휴대가 가능한 제형/크기인지 등을 확인해야 합니다.
- 지카 바이러스를 포함하여 다수의 성 매개 감염질환이 있으므로 콘돔 사용 등 위험을 최소화할 수 있는 안전한 성생활이 필요합니다.

3. 귀국 후 주의사항

- 2주 이내에 발열, 발진, 관절통, 근육통, 결막염, 두통 등의 증상이 발생하면 의료기관을 방문해 주세요.
- 의료기관 방문 시 반드시 여행력에 대해 의료진에게 알려 주세요.
- 귀국 후 1개월간 헌혈을 피해 주세요.
- 지카 바이러스 환자가 발생한 국가를 여행한 가임 여성은 귀국 후 2개월 동안 임신을 연기할 것을 권고합니다.
- 지카 바이러스 환자가 발생한 국가를 여행한 남성의 경우 배우자가 임신 상태인 경우 출산까지, 임신 상태가 아닌 경우 귀국 후 2개월간 성관계를 피하거나 콘돔 사용이 권고됩니다. 단, 확진된 경우 6개월 동안 성관계를 피해야 합니다.

참고 문헌

- Emerg Infect Dis 2011; 17: 880-882.
- MMWR Morb Mortal Wkly Rep 2016; 65: 159-160.
- N Engl J Med. 2016 Apr 21; 374(16): 1552-63.
- PLoS One. 2013 Jul 24; 8(7): e68512.
- Rapid risk assessment: Zika virus infection outbreak, French Polynesia. Stockholm: European Centre for Disease Prevention and Control, February 14, 2014.
- Viral Immunol 2008; 21: 123-132.

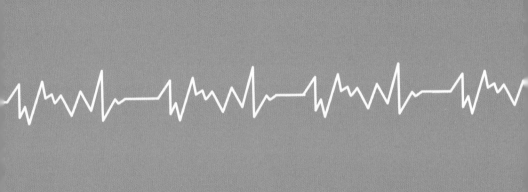

HIV 바이러스

20세기 최악의 감염병이
이제는 만성질환으로 바뀌다

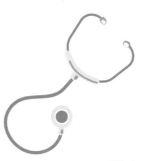

신형식
강유민
진범식
김가연
김연재

HIV 감염과 AIDS에 대하여

AIDS의 공포

20세기 최악의 세계적인 유행 감염병이었던 AIDS
세계적으로 HIV의 감염은 계속 증가

"지난 2주간 언론에 보도되었던 무수한 추측과 같이 본인이 AIDS에 감염되었음을 밝힙니다. 저는 제 주위의 사람들을 보호하기 위해 지금까지 그 사실을 숨겨 왔습니다. 하지만 이제는 친구들과 전 세계의 제 팬들에게 진실을 알릴 때가 왔으며 여러분 모두가 이 무서운 질병에 대한 저의 투쟁에 동참해 주시길 바랍니다."

1991년 11월 23일, 유명 록밴드 '퀸'의 보컬 프레디 머큐리는 자신이 후천성 면역 결핍증(後天性免疫缺乏症, Aacquired Immunodeficiency Syndrome, AIDS)에 걸렸음을 시인하는 보도자료를 배포했습니다. 그리고 이튿날 그는 AIDS로 인한 폐렴으로 45세의 나이로 세상을 떠났습니다.

후천성 면역 결핍증은 1981년 여름 미국의 동성애 사람들에서 처음으로 확인되었습니다. 면역기능이 저하된 사람에서 발병하는 폐포자충 폐렴과 카포시육종이 발생하면서 처음으로 알려진 것입니다. 태어나면서 발병하는 '선천성 면역 결핍증'과 유사하지만 성인이 된 후 발병하기 때문에 '후천성 면역 결핍증'이라고 부르게 되었고, 영어 병명의 앞글자만 따서 'AIDS', '에이즈'라 부르게 되었죠. 당시에는 원인도 모르고 치료제도 없이 사망하는 환자가 많았기 때문에 AIDS는 불치병의 대명사가 되었습니다.

그로부터 2년 뒤인 1983년에 프랑스 파스퇴르 연구소의 몽타니에 박사가 림프종 환자한테서 AIDS의 원인이 되는 레트로바이러스인 HIV(Human Immunodeficiency Virus, 사람 면역 결핍 바이러스)를 발견하였고, 1985년에는 HIV 감염에 대한 혈청학적 진단법이 확립되었습니다. 1987년 항레트로바이러스 치료제로 지도부딘이 도입되었고 1996년부터 획기적인 고효능 항레트로바이러스 병합치료법이 개발되면서 HIV 감염의 치료에 획기적인 발전을 가져왔습니다.

HIV는 인간의 면역체계를 총 지휘하는 CD4 T 림프구를 파괴함으로써 면역체계를 서서히 무너뜨려 여러 가지 감염병과 암이 발생하게끔 합니다. 1980년대에 유행이 시작된 이후 지구상에서 약 7100만 명 정도가 감염된 것으로 추정되고 AIDS 관련 질환 사망자는 3400만 명에 이르는 것으로 알려졌습니다.

1990년대 중반까지는 좋은 치료제가 없었기 때문에 주폐포자충 폐렴이나 폐결핵이 동반된 환자들은 사망률이 아주 높았습니다. 1~5개월 정도 계속되는 기침으로 병원을 방문하여 AIDS로 진단받은 환자들은 거의 체념하고 말았죠. 어떤 분들은 몸이 아파도 AIDS로 진단될 것 같아 두려워, 병원에 오지 않다가 숨이 차서 움직이지도 못하는 상태로 응급실에 오는 경우가 흔하였습니다. 그런 분들은 1~2주 동안 폐렴에 대해 치료해도 악화되고 말아 중환자실로 옮겨서 인공호흡기 치료를 받다가 사망하곤 했어요.

1996년부터 고효능 항레트로바이러스 병합치료법이 도입되었고 우리나라에서는 1997년부터 가능해졌습니다. 이전에는 중환자실에서 사망하였던, 비슷한 증상의 환자들이 병합치료법으로 회복되는 과정을 지켜보는 것은 의사의 입장에서는 한 편의 기적 같은 드라마를 보는 듯했죠. 저렇게 좋아질 수 있다니……. 의학의 발전이 경이로울 뿐이었어요.

그러나 최근까지도 이러한 획기적인 치료약제가 있다는 것을 모르는 사람이 많습니다. 지금은 1996년에 개발된 약보다 훨씬 부작용이 적고 더 효과적인, 하루에 1알만 복용해도 되는 치료제들이 개발되었어요. 아마도 내일 아침 눈을 뜨고 'AIDS 완치 약제'가 개발되었다는 신문기사를 보아도 놀라지 않을 겁니다.

보통 HIV에 감염되어 치료하지 않을 경우 면역기능이 서서히 떨어져서 약 10~12년 후 사망에 이르게 됩니다. 그런데 HIV 감염과 AIDS는 똑같은 말은 아니에요. HIV에 감염되었다고 해서 모두 AIDS 환자라고 부르지는 않아요. 면역이 결핍된 상태, 즉 주폐포자충 폐렴이나 카포시육종, 결핵 등 기회감염증이 생기거나 혈액에서 CD4 T 림프구 수가 특정 기준 이상으로 감소된 경우를 AIDS라고 부릅니다.

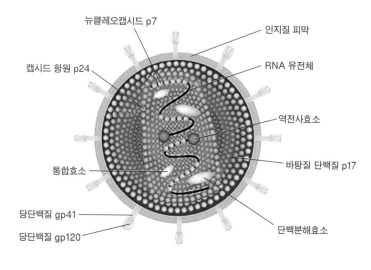

뉴클레오캡시드 p7

인지질 피막

캡시드 항원 p24

RNA 유전체

역전사효소

통합효소

바탕질 단백질 p17

당단백질 gp41

당단백질 gp120

단백분해효소

HIV의 구조

AIDS를 일으키는 원인인 HIV를 통제할 수 있는 항바이러스제가 개발된 오늘날에도 AIDS는 계속 확산되어 최근 통계자료에 따르면, 세계적으로 총 3690만 명이 현재 HIV 감염인으로 살고 있습니다.

AIDS의 세계적인 유행은 현재 1900년대 초의 대유행 인플루엔자나 14세기 흑사병과 어깨를 나란히 하고 있습니다. 현대사회에서 HIV가 지속적으로 확산되는 요인은 가난과 콘돔부터 어린아이의 포경수술을 결정하는 문화적 관습까지 무척 다양합니다. 이제 HIV/AIDS는 인간의 고통, 종교, 문화, 경제, 정치적인 면에서 전 세계에 걸쳐 거의 모든 사회에 영향을 끼치고 있습니다.

HIV에 새롭게 감염되는 인구는 2000년 310만 명에서 2014년 200만 명으로 약 35% 감소했지만 여전히 세계적으로 HIV 유병률은 증가하고 있습니다. 그 이유 중 하나는 항레트로바이러스제를 복용하고 있는 사람들이 예전보다 더 오래 살 수 있기 때문입니다. 아시아 태평양 지역의 HIV 신규 감염인은 약 34만 명으로 추정되며 그중 중국, 인도네시아, 인도가 78%를 차지하고 있습니다. AIDS 관련 질환 사망자의 수는 2005년을 전환점으로 200만 명에서 2014년 120만 명으로 감소하였고 치료를 받고 있는 인구는 2015년 6월 기준 158만 명으로 추산됩니다. 세계적으로 AIDS의 유행은 계속 증가하고 있습니다. 특히 남아프리카, 아시아 지역의 유행은 각별한 관심과 우려의 대상입니다. 현재도 매일 수천 명의 새로운 HIV 감염인이 생기고 그중 대부분은 개

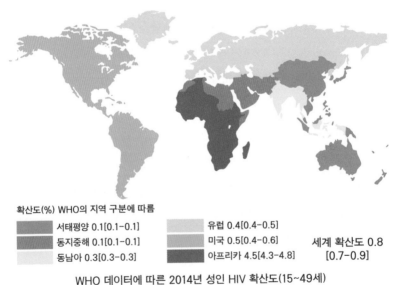

WHO 데이터에 따른 2014년 성인 HIV 확산도(15~49세)

발도상국에서 발생하고 있습니다. 사하라 이남의 아프리카 지역, 특히 남아프리카 지역은 HIV 유병률이 세계에서 가장 높습니다.

인류 최초의 HIV 유행은 중앙아프리카에 서식하는 영장류로부터 시작되었다고 합니다. 예를 들어 붉은 머리 망가베이와 큰 흰코 원숭이는 자연 상태에서 원숭이 면역 결핍 바이러스(Simian Immunodeficiency Virus, SIV)에 감염되는데, 바이러스학자들은 인류의 AIDS 대유행의 시작은 이 두 종류의 원숭이를 사냥했던 영장류(침팬지, 고릴라 등)로 우연히 옮겨진 감염이 시발점이 되었을 것으로 추정하고 있습니다. 그래서 아프리카의 야생고기 사냥꾼(Bushmeat hunters) 집단이 HIV에 감염된 최초의 인류이지 않을까 하고 과학자들은 추정합니다.

현대사회에서 HIV의 감염 경로는 콘돔을 사용하지 않고 HIV 감염인과 이성 또는 동성 간의 성 접촉을 했거나, HIV 감염인이 사용한 주사기·주사바늘을 같이 사용한 경우, HIV에 감염된 산모인 경우 임신이나 분만 도중에 태아가 모체의 혈액을 통해 감염되거나, 혹은 감염된 엄마의 모유 수유를 통해 수직감염된 경우, HIV에 감염된 혈액을 수혈 받을 경우, 의료 행위 중의 사고(오염된 주사바늘에 찔림 등) 등이 있습니다. 상대방을 감염시킬 수 있는 체액은 감염인의 혈액·정액·질 분비액·모유 등으로, HIV는 인체 내에서는 치명적으로 작동하지만 인체 밖에서는 오랫동안 생존하지 못하므로 직접적으로 체액을 통해 인체에 침입하는 경우가 아니라면 쉽게 감염되지 않습니다.

꾸준히 증가하는 국내 HIV 감염

성 접촉에 의한 감염이 99.8%
제대로 치료하면 생존율 높아

국내에는 1985년 12월 해외에서 체류하던 한국인 HIV 감염인이 처음으로 보고되었고 초기에는 외항선원 등 고위험군을 통해 해외에서 유입되는 양상을 보이다가 차츰 국내에 토착화된 이후 꾸준히 수가 증가하였습니다. 2014년 현재 HIV/AIDS 감염 내국인은 9615명에 달하고 생존율은 약 83%입니다. 치료를 잘 받으면 생존율이 높은 것입니다. 우리나라의 경우 후천성 면역 결핍증 예방법에 따라 모든 HIV 양성자는 보고·등록하게 되어 있기 때문에 공식적인 감염인의 수는 실제보다 과소평가되어 있을 수 있습니다.

2014년에는 총 1191명의 HIV/AIDS 감염이 새로 신고되었는데, 국내에서 HIV 감염 경로는 성 접촉에 의한 경우가 99.8%로 압도적으로 많습니다. 그 가운데 이성 간 성 접촉이 59.5%, 남성 간 성 접촉이 39.2%를 차지하고 있습니다. 남성과 여성의 비율을 보면 12.1 대 1로 남성이 압도적으로 많아 국내 HIV 전파에서 남성이 더 주도적인 역할을 하는 것으로 보입니다. 연령별로는 20대가 30.8%로 가장 많았으며 30대, 40대 순으로, 20~40대가 전체의 70% 이상을 차지하며 국적별로는 내국인 90.8%, 외국인은 9.2% 수준입니다.

국내에서 HIV는 주로 성관계를 통해 감염되는 것으로 밝혀졌습니다. 성관계를 하는 사람이면 성별이나 성 정체성에 관계없이 HIV에 감

연도별 신규 HIV/AIDS 신고 현황(1985~2014)

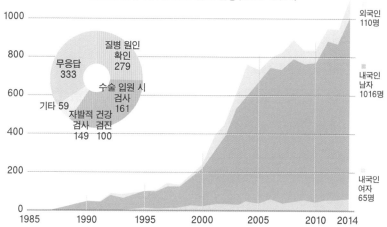

외국인 110명

내국인 남자 1016명

내국인 여자 65명

무응답 333
질병 원인 확인 279
수술 입원 시 검사 161
기타 59
자발적 건강 검사 검진 149 100

2014년 현재 HIV/AIDS 내국인 현황

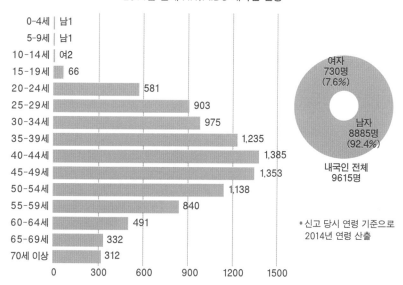

연령	수
0-4세	남1
5-9세	남1
10-14세	여2
15-19세	66
20-24세	581
25-29세	903
30-34세	975
35-39세	1,235
40-44세	1,385
45-49세	1,353
50-54세	1,138
55-59세	840
60-64세	491
65-69세	332
70세 이상	312

여자 730명 (7.6%)

남자 8885명 (92.4%)

내국인 전체 9615명

*신고 당시 연령 기준으로 2014년 연령 산출

자료_2014 HIV/AIDS 신고 현황(질병관리본부)

염될 수 있습니다. 특히 성관계 상대자가 일정하지 않고 다수일 때, 낯선 사람과 콘돔을 사용하지 않은 성 접촉을 하는 경우, 마약 주사기를 공유하는 등의 고위험 행태는 여전히 HIV 감염의 중요한 위험인자입니다. HIV 감염이 사회 전반으로 퍼질 위험을 막기 위해서는 고위험군에 대한 지속적인 교육, 치료 및 질병감시 체계를 확립하고, 고위험 행태에 대한 홍보와 교육을 통해 HIV 감염의 위험성을 알리는 것이 중요하겠습니다.

HIV 감염의 임상 증상

면역기능의 치외법권 지대를 만드는 HIV

면역기능을 조절하는 백혈구를 파괴
자각증상 없이 급성 감염기를 지나기도
증상이 사라져도 바이러스는 사라지지 않아

HIV가 일단 우리 몸에 들어와 자리를 잡게 되면 며칠 내로 매우 급격한 증식이 일어나게 됩니다. 이것은 우리 몸이 HIV에 대해 전혀 면역력이 없기 때문인데 만성 감염 시 혈액 내 바이러스 농도는 대개 혈액 1밀리리터당 수천~수만 마리(의학에서는 copies/ml라는 단위를 사용합니다) 정도인 반면, 급성 감염기에는 수십만에서 수백만, 때로는 천만 이상의 수치를 보이기도 합니다. HIV는 CD4라는 단백질을 표현

하는 백혈구를 감염시키고 파괴하는 특성이 있는데 CD4 표현 백혈구는 우리 몸에서 면역기능을 조절하는 역할을 합니다. 바이러스가 급격히 증식하는 급성 감염기 동안 우리 몸의 CD4 백혈구 중 매우 많은 수가 파괴되고 이는 CD4 백혈구의 감소로 이어져 면역기능이 저하되기도 합니다. 또한 이 과정 중에 우리 몸에서 심한 염증반응이 초래되므로 발열, 피로감, 임파선비대, 인후통, 체중감소, 근육통, 두통, 오심, 설사, 발진 등의 증상이 나타납니다. 그렇지만 발열을 포함하여 이런 증상들은 독감, 전염성 단핵구증 등 특별한 합병증이나 후유증을 남기지 않는 다른 바이러스성 감염증의 증상과 크게 다르지 않기 때문에 HIV 급성 감염 증상으로 HIV를 진단하기는 현실적으로 어렵습니다. 더욱이 이런 급성 감염 증상은 전체 감염인 중 절반 정도만 경험하고 나머지 절반은 아무런 자각증상 없이 급성 감염기가 지나가는 것으로 알려져 있습니다.

감염 초기 HIV가 무자비하게 증식하지만 우리 몸은 대부분의 경우 바이러스의 증식을 조절하는 능력을 갖게 됩니다. HIV에 대항해서 우리 몸에서 만든 항체는 감염 후 약 6주에서 8주 무렵부터 활발하게 형성되게 되는데 이렇게 한번 HIV에 대한 항체생성이 시작되면 HIV는 그 특성상 우리 몸에서 완전히 제거되지 않기 때문에 항체생성도 평생 우리 몸에서 이루어지게 됩니다. 이렇게 평생 우리 몸에서 사라지지 않는 항체의 특성으로 항체를 활용한 HIV진단법은 현재도 표준진단법으로 활용되고 있으며 그 정확성은 99% 이상으로 인정받고 있습니다. 그렇지만 항체가 형성되기 이전에는 진단을 할 수 없는 시기

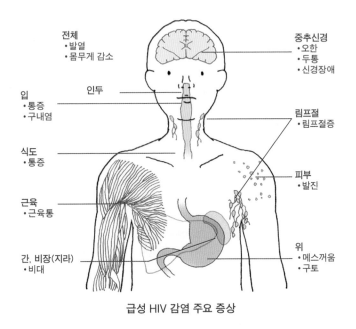

전체
• 발열
• 몸무게 감소

중추신경
• 오한
• 두통
• 신경장애

입
• 통증
• 구내염

인두

림프절
• 림프절증

식도
• 통증

피부
• 발진

근육
• 근육통

간, 비장(지라)
• 비대

위
• 메스꺼움
• 구토

급성 HIV 감염 주요 증상

가 존재합니다. 이 시기를 줄이기 위해 항원 등 다른 HIV 관련 물질들도 진단에 활용되고 있지만 아무리 최신 방법을 사용하더라도 우리 몸에서 바이러스가 본격적인 증식을 시작하기 전에는 검출할 수 있는 방법이 없습니다.

급성 감염 이후 HIV는 우리 몸이 획득한 면역능력에 의해 곧 그 활동이 억제됩니다. 그렇지만 겉으로 드러나는 증상이 사라진 것일 뿐, HIV 바이러스가 우리 몸에서 사라지는 것은 아닙니다. 오히려 HIV 바이러스는 끊임없이 증식하면서 돌연변이를 만들고 이런 변이를 통해 우리 몸의 면역능력을 피해 건강에 지속적으로 악영향을 주게 됩니다.

변이 이외에도 바이러스가 면역기능을 회피하는 원리는 우리 몸 세포의 핵 속으로 들어가서 인체 유전자 사이로 끼어 들어가는 것입니다. 이렇게 우리 몸 세포 내로 들어온 바이러스는 상당한 시간 동안 증식하지 않는 상태를 유지하게 되는데 이런 상태에서는 우리 몸의 면역세포가 바이러스를 인지하지 못하고 치료제의 효과도 미치지 못하기 때문에 이는 바이러스의 해방구 또는 우리 몸 면역기능의 치외법권으로 작용하게 됩니다.

이렇게 우리 몸의 면역기능을 피해 나가는 HIV는 무증상 기간 동안에도 조용히 활동하면서 우리 몸의 면역세포(특히 CD4 세포)를 지속적으로 공격해 파괴하게 됩니다. 우리말에 가랑비에 옷 젖는다는 속담이 있듯이 이런 상태가 지속될 경우 우리 몸의 면역기능은 서서히 감소하게 됩니다. 우리 몸이 HIV에 대한 면역력을 획득하지만 바이러스를 완전히 제거하지 못하는 중요한 이유는 HIV가 면역기능 세포를 공격하는 특징과도 관련이 있습니다. 바이러스는 지속적으로 우리 몸에서 증식하는 반면에 HIV의 공격을 받게 되는 면역세포들은 천천히 기능을 상실하게 되고 이것은 HIV에 작용을 하는 면역세포들에게도 악영향을 초래해서 궁극적으로는 우리 몸의 HIV 조절능력이 서서히 감소하게 됩니다. 결국 어느 시점이 되면 바이러스에 대한 통제력을 상실해 바이러스가 우리 몸에서 창궐하는 순간이 도래하게 됩니다.

바이러스의 기회가 환자에게는 악몽으로

증상을 통해 감염 시기를 추정하는 것은 무의미
바이러스 증식으로 면역 저하 상태가 계속되면 관련 질병들이 나타나

바이러스가 우리 몸에 들어와서 급성 감염 시기가 지나면 우리 몸의 면역기능과 균형을 이루면서 무증상 상태가 지속되는 잠복기가 되는데 이 잠복기는 평균 7~10년 정도로 알려져 있습니다. 그렇지만 이 시기는 개인차가 매우 커서 일부에서는 급성 감염 증상이 조절되지 못하고 바이러스가 급속하게 증식하면서 면역기능 저하가 급속도로 진행되는 경우도 있고 어떤 경우에는 치료제를 복용하지 않음에도 10년 이상 체내에서 바이러스가 활동하지 않고 면역기능도 저하되지 않는 사례들도 보고되고 있습니다. 증상을 통해 HIV 감염 시기를 추정하는 것이 무의미한 이유이기도 합니다.

그렇지만 대부분은 일정 시간 후 면역기능이 저하되고 바이러스가 우리 몸에서 창궐하게 됩니다. 바이러스 증식과 면역기능 저하의 악순환이 지속되면 본격적으로 우리 몸에서 면역기능 저하와 관련된 질병들이 나타나게 됩니다. 면역기능 저하와 관련된 주요 질환으로는 주폐포자충 폐렴, 거대세포 바이러스 감염증, 크립토코쿠스 뇌수막염 등 감염성 질환과 중추신경계 임프종, 카포시육종 등 악성 종양이 있습니다. 이런 질환들은 심한 면역 저하 상태에서 주로 발생하는 질환들이며, 이런 상황을 기회 삼아 발생한다는 취지로 기회감염 또는 기회암이라고 지칭하고 있습니다. 이런 질환들은 적절한 시기에 치료를 시작하지 않으면 치명적인 결과가 초래될 수 있습니다. 이는 이런 질환들이 심한 면역 저하 상태에서 발생하는 것과도 관련성이 있습니다.

대부분의 감염성 질환 치료는 항생제 같은 치료제의 역할도 중요하지만 환자 본인의 면역력도 큰 작용을 하게 됩니다. HIV 감염으로 인한 면역 저하는 HIV 억제제를 투여해도 그 효과가 나타나기까지 어느 정도 시간이 필요합니다. 그러므로 HIV 감염인은 무증상이라 하더라도 반드시 진료를 받고 본인의 상태를 확인해야 합니다.

또한 HIV 감염은 면역 저하로 인한 기회감염이나 기회암이 질병이나 사망의 주된 원인이지만 면역 저하 이외에도 우리 몸에 악영향을 주는 것이 알려져 있습니다. 2000년대 초반 HIV 치료제의 비용과 독성을 피하고자 치료제 복용/면역기능 회복 시 중단/면역기능 저하 시 재복용을 반복하는 연구를 시행한 결과 우려했던 대로 면역기능 저하와 관련된 부작용의 발생이 유의하게 증가했고 예상치 못하게 면역기능 저하와 관련이 없을 것 같은 질환들도 같이 증가했는데, 대표적인 것이 심근경색입니다. 심근경색은 심장 혈관 벽에 콜레스테롤 등 지방이 침착되고 혈관 벽 세포에 손상이 생기면서 심장 혈관이 막히는 질병인데, HIV 바이러스는 우리 몸에 만성 염증 상태를 유발하면서 혈관벽 세포 손상 등에 기여하여 심근경색 발생을 증가시키는 것으로 추정하고 있습니다. 과거 면역 저하 상태에 따라 치료제를 복용하는 것을 권고하는 방향에서 모든 HIV 감염인에게 바이러스 활동을 억제하는 치료제 복용을 권고하는 최근의 추세는 이런 바이러스의 특징이 반영된 결과로 볼 수 있습니다.

HIV의 치료

이제는 만성질환이 된 HIV 감염

죽음의 병에서 만성질환으로
치료를 통해 성인 감염인의 평균 수명이 비감염인의 평균 수명과 거의 같아져

1981년 6월 미국에서 HIV 감염의 첫 사례들이 보고된 이후, 다양한 항레트로바이러스제(HIV를 겨냥한 바이러스 치료제)가 개발되었고, 이로 인해 HIV 환자 치료에 많은 변화가 있었습니다. 항레트로바이러스제를 사용할 수 있는 지역에서는, HIV 감염으로 인한 사망률이 크게 감소하였고, 이에 따라 'HIV 감염' 진단이 죽음의 병이라는 기존 이미지에서 만성질환의 이미지로 변화하게 되었습니다. 항레트로바이러스제로 HIV 수치를 낮추고 이에 따라 면역력을 안정적으로 유지시킬 경우, 성인 HIV 감염인의 평균 수명은 HIV에 감염되지 않은 성인의 평균 수명에 거의 도달하고 있습니다. 항레트로바이러스제의 사용은 약제의 약물학적 성질, 약제에 대한 임상적인 경험, 항레트로바이러스제에 대한 내성 등에 대한 고려가 필요합니다.

보건 당국이 파악한 국내 첫 AIDS 환자는 55세인 A씨입니다. 25세인 지난 1985년 A씨는 해외 근무 중 헌혈을 하기 위해 혈액검사를 받는 과정에서 HIV 감염 판정을 받았습니다. A씨는 확진 판정을 받은 지 30년이 지났지만 항레트로바이러스(칵테일) 약물을 꾸준히 복용하며 현재도 건강을 유지하고 있습니다.

치료의 시기와 방법

좋은 항레트로바이러스제의 개발로 부작용은 줄고 이득은 커져
여러 개의 항레트로바이러스제를 조합하여 투여
치료 결정에는 특정 면역 수치가 기준

　A씨와는 다른 사례지만 HIV 감염인이 면역력 증강식품을 통해 25년 넘게 AIDS 발병이 억제되고 있는 연구 결과도 있습니다. 1991년 자신이 AIDS에 걸렸음을 밝히고 은퇴를 선언했던 전 NBA 프로농구선수 매직 존슨도 아직 건강한 모습으로 활동하고 있습니다.

　HIV 감염인에서 항레트로바이러스제 치료를 언제 시작할 것인지에 대한 권고 사항에는 그동안 많은 변화가 있었습니다. 최근 연구 결과들은 HIV 감염인의 면역 상태가 좋더라도, 모든 HIV 감염인에서 항레트로바이러스제 치료가 이득이 된다는 흐름의 결과를 많이 보여 줍니다. HIV 치료의 목표는 환자의 혈액에서 HIV를 매우 낮은 양으로 감소시키는 것입니다. HIV 감염인 혈액 1밀리리터당 수십 개 이하의 HIV가 남도록 치료 목표를 잡습니다. HIV 환자에서 면역력을 확인하는 지표로는 CD4 세포의 개수가 있습니다.

　항레트로바이러스제 치료 시작 시기는 약제 복용으로 인한 이득과 손해를 따져 보아서 결정하게 됩니다. 약제 복용으로 인한 이득은 대표적으로 HIV 감염 때문에 발생할 수 있는 다른 질환의 감소와 수명의 연장이 있습니다. 약제 복용으로 인한 손해는 사람에 따라 약물을 규칙적으로 복용하거나 약제를 보관하는 것이 부담스러울 수 있

HIV 치료제에는 어떤 종류가 있습니까?

국내에 유통 중인 HIV 치료제는 크게 뉴클레오사이드 역전사효소 억제제, 비뉴클레오사이드 역전사효소 억제제, 단백분해효소 억제제, 통합효소 억제제 등 약 30여 가지의 치료제가 유통되고 있습니다.

칵테일 요법이란 무엇인가요?

약에 대한 가장 좋은 효과를 얻기 위해 두 가지 이상의 약제를 병합하여 사용하는 방법으로 AIDS 약제에 있어서는 3제 병용요법이 가장 많이 사용됩니다. 항바이러스제 3제 병용요법은 약효를 높여 HIV를 효과적으로 억제하고 내성(병원체가 약물에 대하여 나타내는 저항성)을 방지하는 효과가 있습니다.

치료제는 언제부터 복용하는 것이 좋습니까?

2013년 대한에이즈학회에서 발표한 임상진료지침 권고안에서는 모든 HIV 감염인에게 고강도 항레트로바이러스요법을 시행할 것을 권고하고 있으며, 권고의 강도 및 근거 수준은 CD4+ T 세포 수에 따라 달리하고 있습니다. 그러나 치료제 복용 시점의 결정은 단순히 CD4+ T 세포 수에 의해서만 결정되는 것이 아닙니다. 주치의가 HIV 감염인의 건강상태, 타 질병 유무, 환자의 복약 의지 등 다양한 요인들을 고려하여 결정하게 됩니다.

_질병관리본부 홈페이지 참조

고, 약제로 인한 부작용이 있을 수 있습니다. 최근 연구 결과들은 HIV 감염인이 특정한 면역 수치(CD4 세포 개수)에 도달한 이후에 사망률이나 질병 이환율이 급격히 변화하기보다는, 높은 면역 수치에서 낮은 면역 수치로 변화함에 따라 사망률이나 질병 이환율이 연속적으로 낮아지는 결과를 보여 주고 있습니다.

이와 같이 항레트로바이러스제 치료로 이득을 볼 수 있는 면역 수치 범위(실제적으로는 모든 감염인에 해당하는 면역 수치)가 늘어남에 따라 최근 항레트로바이러스제 복용으로 이득을 볼 수 있을 것으로 생각되는 HIV 감염인의 범위는 증가하였습니다. 반면에, 좋은 항레트로바이러스제 개발로 약제의 부작용은 이전에 비해 줄어들고, 복용은 간편해졌습니다. 따라서 최근에는 복용의 이득-손해를 계산하였을 때 이전보다 더 높은 면역 수치에서도 항레트로바이러스제 약물 치료를 권유하는 경향입니다.

항레트로바이러스제를 고를 때에는 환자와 바이러스 양쪽의 요소를 모두 고려해서 고르는 것이 필요합니다. 환자의 요소로는 HIV 감염 이외에 환자가 가지고 있는 다른 질환(심혈관질환, 신질환, 정신질환 등), 기존에 복용 중인 약물과의 상호작용, 임신 가능성, 복용의 편리성, 예상되는 약제 복용 순응도에 대한 고려가 필요합니다. 환자에서 동정된 HIV가 내성을 가지는 약제가 있는지를 확인하는 검사 결과도 약제 선정에 중요한 부분입니다. HIV 감염인 치료는 여러 개의 항레트로바이러스제를 조합하여 투여하는 방식으로 이루어집니다. 수십 개의 항레트로바이러스제가 있고, 이 중 3~4개를 고른다면 매우 많은 경우의 수가 있을 수 있으나, 항레트로바이러스제 조합을 만드는 데에는 권위 있는 기관에서 내는 권고 사항에 따른 원칙이 있습니다. 대부분의 약제는 2가지의 NNRTI 계열 항레트로바이러스제에 1가지의 NNTRI 계열 항레트로바이러스제 또는 1가지의 PI 계열 또는 1가지의 INSTI 계열의 조합으로 이루어진 항레트로바이러스제를 사용하게 됩니다.

HIV 감염인의 치료를 결정하기 위해 가장 많이 쓰이는 기준은 CD4 세포 수입니다. 항레트로바이러스제 치료를 시작하고 나서, 일반적으로 첫해에는 CD4 세포 수가 $50 \sim 150 \mathrm{cells/mm^3}$ 가량 증가할 것으로 예상할 수 있고, 두 번째 해에는 $50 \sim 100 \mathrm{cells/mm^3}$ 가량 증가할 것을 예상할 수 있습니다. 그러나 CD4 세포 수가 낮은 상태에서 치료를 시작한 환자들은 치료 후 CD4 세포 수가 충분히 올라갈 가능성이 적어집니다. 예를 들어, CD4 세포 수가 $200 \mathrm{cells/mm^3}$ 이하에서 항레트로바이러스제 치료를 시작한 환자들 중 소수만 4년 후에 CD4 세포 수가 $500 \mathrm{cells/mm^3}$ 이상 유지됩니다. 반면, CD4 세포 수가 $350 \mathrm{cells/mm^3}$ 이상의 수치에서 항레트로바이러스제 치료를 시작하였던 환자들은 많은 경우에 정상 CD4 세포 수를 회복하게 됩니다.

항레트로바이러스제의 효과를 확인하기 위해서는 혈중 HIV의 양을 확인하는 것이 중요합니다. 항레트로바이러스제 치료의 목표는 혈중 HIV의 양을 미검출 수준(not detectable, < 50copies/ml)으로 낮추는 것입니다.

AIDS를 일으키는 HIV가 인체의 면역체계에 순응하면서 맹독성이 약해지고 있다는 연구 결과가 나왔다.

2014년 12월 1일 영국 BBC 방송에 따르면, 옥스퍼드대 HIV 연구팀이 아프리카 지역의 감염 여성 2000명을 대상으로 임상 관찰을 한 결과 HIV 바이러스가 점차 덜 치명적이고 감염력도 약한 쪽으로 진화하고 있음을 확인했다고 전했다. 마침 결과를 발표한 이날은 '세계 에이즈의 날'이기도 하다.

연구팀은 "AIDS 바이러스는 인간의 면역기능을 피해 살아남기 위해 변이를 거듭하게 되는데, 이러한 변신에는 '복제능력 감퇴'라는 대가가 필요하다"라고 설명했다. 복제를 통한 자기증식이 줄면 바이러스의 감염성이 떨어지고, AIDS 발병까지 더 오랜 시간이 걸리면서 독성이 약해지기 시작한다는 것이다. AIDS 바이러스가 숙주인 인체 안에서 생존하기 위해 이런 진화 경로를 선택했다는 이야기다.

실제로 오랫동안 AIDS에 시달려 온 지역들을 조사한 결과, 20년 전만 해도 HIV 바이러스에 감염되고 나서 AIDS 발병에 이르기까지 10년이 걸렸지만, 지난 10년 사이 발병 기간이 12.5년으로 늘었다고 한다.

AIDS의 위력 감소는 사망자 추세로도 확인된다. 세계보건기구(WHO)의 집계에 따르면, 2013년 기준으로 전 세계 AIDS 감염인은 3500만 명 안팎으로 추정되며 2013년에만 약 150만 명이 숨졌다. 2013년 사망자 수는 2009년에 견줘 22%, 2005년보다는 35%나 줄어든 수치다. 이러한 점으로 미루어 보아, 지금 추세대로 HIV 바이러스가 진화하면 인류의 저항력이 더 커지고 궁극적으로는 HIV 감염이 거의 무해한 수준이 될 수도 있을 것으로 보인다.

_2014년 12월 외신기사를 참고하여 재구성

또 다른 치료법 개발을 위한 노력들

저개발 국가에서의 약제 공급 및 치료·검사 시스템 안정화가 시급
HIV 감염이 완치된 사례도 있어 미래는 더욱 희망적

1980년대 중반부터 HIV 감염을 치료하기 위한 항레트로바이러스제 개발에는 많은 발전이 있었습니다. 새로운 개발되는 약제들은 이전 약제들에 비해 더욱 편리하면서도 적은 부작용을 가지고 있습니다. 아직도 남아 있는 과제들은, 환자들이 꾸준히 약제를 복용할 수 있도록 더욱 편리한 약제의 개발, 기존의 약제에 내성을 띠는 바이러스를 겨냥한 치료제 개발, 약제에 의한 합병증에 대한 대처 방안, HIV 감염 완치를 위한 연구 등이 있습니다. 또한 전 세계적으로 본다면, 저개발 국가에서 항레트로바이러스제 공급과 치료 중 필수적인 검사가 꾸준히 가능하도록 하게 하는 문제가 남아 있습니다.

최근에는 HIV가 세포에 들어오기 어려운 유전자 형을 가진 공여자로부터 동종조혈모세포 이식을 받은 '베를린 환자'가 현재까지 완치 상태를 유지함으로써 HIV 감염이 완치될 수 있는 질환이라는 개념을 실제로 보여 주는 사례가 되었습니다. 그러나 아직 HIV 감염 완치를 위한 연구는 가야 할 길이 많이 남아 있습니다.

HIV의 예방

백신이 개발될 희망은 있다

대부분의 바이러스 질환은 예방백신이 없어
다양한 시도를 통해 백신 개발의 희망이 구체화되고 있어

1980~1990년대와 비교할 때 해외여행을 하는 사람들이 많이 늘었습니다. 소득수준의 향상으로 삶에서 여가가 차지하는 비중이 높아진 덕분이겠죠. 더군다나 요즘에는 남들이 잘 가지 않는 아프리카나 남미도 많이 갑니다. 이분들 중 상당수는 황열을 포함한 예방접종을 하러 국립중앙의료원 해외여행클리닉에 내원을 합니다. 예방접종 상담을 하다 보면 다양한 사람들을 접하게 되는데, 어떤 분은 해당 국가의 모든 감염병을 예방하려고 오시는 분도 있습니다. 그분에게 "백신을 통해 예방이 가능한 질환도 있지만, 아직까지 예방백신이 없는 감염성 질환들도 많이 있습니다"라고 이야기하면 백신이 없는 감염병도 있냐고 하십니다. 안타깝지만 방법이 없습니다. 예방백신이 없는 질환들을 알려 주고 일반적인 예방 방법을 일러 주는 수밖에 없죠.

많은 사람들이 바이러스 질환은 대부분 예방백신이 있을 거라고 생각하는데, 사실 그렇지는 않습니다. HIV 역시 아직까지 예방백신은 개발되지 않습니다. HIV의 전파 방식을 생각해 보면, 감염이나 전파의 예방을 위해서 인간의 행동을 변화시키는 것보다는 효과적인 백신을 개발하는 것이 더욱 이득이겠죠. 인류의 역사를 보더라도 안전하고 비용대비 고효율을 자랑하는 예방백신의 개발로 인해 많은 전염병의 창궐을 막았으며, 이로 인해 수많은 사람들의 목숨을 구할 수 있었습니다.

백신의 개발에서 중요한 전제조건 중의 하나는 우리의 몸이 일반적인 바이러스나 미생물에 대해 적절한 면역반응을 일으킬 수 있으며, 백신은 이러한 자연적인 면역반응을 인공적으로 흉내 내어 작용한다는 점입니다. 실제로 천연두, 소아마비, 홍역 같은 무서운 질병들도 이러한 원리로 개발된 백신을 통해 억제되고 있어요. 하지만 불행하게도 이러한 방법이 HIV에게는 먹혀들지 않았습니다. HIV 백신을 만들어서 투여해 보니 바이러스를 죽이지도 못했고, 심지어는 백신에 의해 추가로 감염이 이루어지는 초감염이 발생하였던 것이죠. 그러한 현상의 원인으로 우선 HIV의 변이가 많이 이루어진다는 점을 들 수 있습니다. 변이가 많으니 백신이 대응하기가 어려워요. 그리고 HIV의 프로바이러스는 인간의 유전체에 삽입되어 면역계에 노출되지 않고 숨어 있을 수 있는데, 이 또한 백신의 작용을 무색하게 합니다. 마지막으로 백신이 투여되었다고 하더라도 HIV 감염에 보호작용을 일으키는 면역력이 발생하였다는 명확한 상관관계를 입증하기 어렵다는 점입니다.

그렇지만 백신에 대한 희망이 없는 것은 아니에요. 신기하게도 일부 HIV 감염인 중에는 항바이러스제의 투여 없이 수년간 바이러스의 활동이 억제되고 면역기능이 떨어지지 않는 우수 조절자(elite controller)들이 존재합니다. 심지어는 반복적으로 HIV에 노출되었어도 감염을 일으키지 않은 사람들도 있어요. 이러한 현상들은 분명 HIV에 특이한 면역반응이나 방어기전이 존재함을 의미하는 것입니다. 최근에는 HIV 바이러스의 외막에 있는 단백질을 타깃으로 백신을 개발하기로 하고, 중화항체를 만들기도 하였죠. 물론 아직 충분한 효과를 나타내지는 않았지만 지금까지도 다양한 방식으로 접근을 시도하고 있으니 언젠 가는 개발이 되지 않을까 싶어요.

HIV 감염인의 전파 방지

HIV 감염의 조기 발견과 감염인의 행동 변화 유도가 중요
특히 안전한 성관계는 전파를 막는 데에 가장 중요한 요소

HIV에 감염되지 않은 사람들이 감염의 위험으로부터 보호받을 수 있는 백신이 아직 개발되지 않았다면, HIV 감염 예방은 과연 어떻게 할 수 있을까요? 비감염인을 직접 보호할 수 없다면 감염인의 바이러 스 전파를 막으면 됩니다. 실제로도 정부의 AIDS 예방정책은 감염인 의 전파 방지에 초점이 맞추어져 있죠.

감염인의 전파를 막는 방법은 크게 두 가지로 나눌 수 있는데, 우 선 HIV 감염의 조기 발견을 들 수 있습니다. 미국에서는 전체 감염인 의 16~18%가 자신이 HIV에 감염된 것을 모르고 있으며, 새로운 감염 의 49%는 본인의 감염 여부를 모르는 사람들에 의해 발생합니다. 따 라서 성 매개 감염병 및 후천성 면역 결핍증 건강진단 대상자, 동성 애자 등 감염 취약 계층에 대한 지속적인 검진을 통해 신규 감염인을 조기에 발견하는 것이 매우 중요합니다.

그뿐만 아니라 익명검사 제도를 통하여 감염의 위험이 있는 개인의 검사 장벽을 낮추는 것도 조기 발견에 큰 역할을 수행합니다. 예전에는 많은 환자가 본인의 HIV 감염이 걱정되었음에도 검사를 받으러 가지 못했어요. 검사를 받으려면 자신이 무슨 검사를 할 것이며 왜 검사하려고 하는지 알려야 하기 때문에, 외부의 시선에 자신이 노출되는 것을 두려워했던 거죠. 하지만 익명검사 제도는 검사의 순간부터 결과의 확인까지 검사를 받은 개인만 정보를 확인할 수 있고 절대로 외부에 노출되지 않습니다. 이 제도가 시행되면서 감염 위험에 노출된 많은 사람들이 신분 노출의 걱정 없이 검사를 시행할 수 있었고, AIDS 관련 질환의 발병 전에 무증상으로 내원하여 바이러스 조절을 할 수 있게 되었습니다. 실제로 우리나라 질병관리본부 국가에이즈관리사업에 따르면 HIV 감염전파 예방을 위해 신규 감염인 감소를 목표로 하고 있으며 이를 이루기 위한 전략으로서 지속적인 검진을 통한 조기 발견을 시행하고 있습니다.

전파를 막는 또 다른 방법은 감염인에 대한 지속적인 교육과 상담 그리고 이를 통한 행동 변화의 유도입니다. 감염인의 전파 방지는 HIV 예방 전략의 핵심 사항에 속하는 내용이죠. HIV의 전파 방법에 대해서는 앞서 설명했습니다. 특수한 상황을 제외하고, HIV의 일반적인 전파는 성관계를 통해 이루어집니다. 따라서 성적으로 활동적인 HIV 감염인과의 '안전한 성관계'는 전파를 막기 위한 가장 중요한 요소라 할 수 있습니다.

HIV 감염인과 관련된 성관계가 이루어지는 경우는 일반적으로 감염인과 감염인의 성관계이거나 비감염인과 감염인의 성관계로 나눌 수 있습니다. 우선 감염인과 감염인 간의 성관계에서는 기본적으로 콘돔의 사용을 권합니다. HIV 바이러스는 특성상 돌연변이가 쉽게 일어나고 치료약제에 대한 내성 획득도 빠릅니다. 그렇기 때문에 서로 간에 바이러스의 형질이 다르거나 한쪽이 내성을 획득한 바이러스를 가진 경우, 성관계를 통해 바이러스가 교차되면서 재감염이 발생할 수 있습니다. 또한 감염인에게 흔한 성병 등 다른 감염성 질환에 노출될 위험성도 있죠.

만일 비감염인과 감염인의 관계인 경우에는 어떨까요? 이는 더욱 조심할 필요가 있습니다. 우선, 감염인은 관계를 맺는 파트너와의 솔직하고 책임 있는 대화로 신뢰와 안전을 서로 확인하는 것이 필요합니다. 만약 감염 사실을 알리지 못한 경우에는 반드시 콘돔을 사용하여 전파를 막아야 해요. 이는 권장이 아니고 법이 정한 의무사항입니다. 후천성 면역 결핍증 예방법에는 전파매개행위 금지조항이 있는데, 감염인의 혈액 또는 체액을 통하여 타인에게 전파할 수 있는 행위와 대통령령이 정하는 감염의 예방조치(콘돔) 없이 행하는 성행위에 대해서는 3년 이하의 징역형에 처할 수 있다는 내용입니다. 이처럼 기본적으로 콘돔의 사용을 통해 HIV의 전파 가능성을 낮춥니다. 다만, 콘돔의 사용에도 문제가 있긴 합니다. 피임을 위해 콘돔을 사용할 때 피임의 실패율은 10%가량 된다고 합니다. 이 말인즉슨, 콘돔을 사용하더라도 HIV가 전파될 수 있다는 것이죠. 이러한 문제는 주로 콘돔에 균열이 생기거나 적절하지 않은 사용으로 발생합니다. 예를 들어 라텍스 콘돔을 사용하지 않거나 관계를 하는 내내 콘돔을 사용하지 않을 경우 바이러스가 전파될 수 있습니다. 또한 콘돔의 부식을 막기 위해 지용성 윤활제보다는 수용성 윤활제를 함께 준비하며, 유효기간을 확인하여 오래된 콘돔은 사용하지 않는 것이 좋습니다.

HIV 예방약제의 투여

규칙적인 약제 복용으로 90% 이상의 예방 효율 보여
감염인의 안전한 성생활 통한 감염 예방이 우선

HIV 예방과 관련하여 앞서 이야기한 방법 외에도 다른 접근도 있습니다. 최근 항바이러스제를 감염 전에 지속적으로 복용하는 방법이 미국에서 폭넓게 연구되고 있는데, HIV 감염의 위험이 높은 군에서 매일 항바이러스제를 투약한 결과 예방에 매우 효과적인 것으로 나타났습니다. 만약 대상자가 규칙적으로 복용한다고 하면, 그 예방 효율은 90% 이상이라고 합니다. 하지만 이 방법도 문제가 없는 것은 아닙니다. 우선, 감염이 되지 않은 사람들이 예방을 위해 약을 규칙적으로 먹는 것이 어렵습니다. 약을 오래 먹어 본 사람들은 알겠지만, 증상이 당장 없으면 규칙적으로 약을 복용한다는 것이 꽤나 어려운 일이죠. 또한 일부에서는 안전하지 않은 성관계를 부추길 수도 있고, 약제 복용에 따른 부작용도 무시할 수 없다는 의견을 제시하기도 합니다. 예방약을 투여하는 데 드는 비용도 고려하면 이래저래 만만치가 않으니까요.

결론적으로 현재까지는 전파 방지가 예방의 우선이 되는 전략이며,

이는 감염인의 안전한 성생활을 통해 이루어질 수 있습니다. 좀 더 방법을 개선하면 예방약도 적용이 가능할 것이고, 많은 연구자들이 지금도 피땀 흘려 백신을 개발하고 있으니 언젠가는 예방백신도 나오지 않을까요?

HIV 감염 치료는 어떤 병원에서 받을 수 있나요?

국내에서는 주로 3차병원(종합병원 또는 감염내과 전문의사가 있는 의료기관)을 중심으로 HIV 감염 치료전문의가 있으며 해당 진료과목은 감염내과입니다. HIV 감염 치료를 위해 병원을 방문할 때에는 HIV 치료전문의가 있는지를 먼저 확인해야 합니다. 대부분의 국내 병원에서는 감염인만을 위한 병실을 따로 두고 있지 않습니다. 환자의 상태에 따라 격리병실이나 다인실에 입원시키고 있습니다. HIV는 혈액이나 체액에 의해서만 전파되기 때문에 다른 환자와 일반 병실을 같이 사용하더라도 전파의 위험은 없습니다.

병원에서는 감염 사실에 대한 개인의 비밀 보장이 철저히 이루어지나요?

병원에서는 담당 의사 및 간호사 등 환자의 치료에 참여하는 사람만이 감염 사실을 알 수 있으며 의료진이 환자의 허락 없이 타인에게 감염 사실을 알릴 경우에는 법적 제재를 받게 됩니다. 특히 외래진료와 입원 시 감염인의 비밀 보장을 위한 여러 가지 노력을 하고 있으며 외래진료를 받을 경우 특별히 남의 눈에 띌 우려 없이 자연스럽게 진료를 받을 수 있습니다.

감염 사실을 가족들에게 알려야 하나요?

많은 감염인들이 자신의 감염 사실을 다른 사람이 알게 될까 두려워합니다. 감염 사실을 가족들에게 알리는 것은 가족의 상황에 따라 본인이 결정할 일입니다. 그러나 배우자의 경우에는 성관계를 통한 전파가 가능하므로 검진을 실시하도록 법으로 규정하고 있습니다. 그리고 검진에 필요한 설명과 동의를 위해 배우자에게 질병명을 알릴 수밖에 없습니다. 그러나 이 경우에도 감염인 본인과 협의하도록 배려하고 있습니다. 단, 전파 행위가 있다고 판단된 경우에는 배우자의 건강권과 생명권을 위해 강제적으로 알리게 됩니다.

배우자나 파트너에게 감염시켰을지도 모르는데 어떻게 하면 좋을까요?

가장 좋은 방법은 상대방을 설득하여 검사를 통해 HIV 감염 여부를 확인하는 것입니다. 만일 직접 말하기 곤란하다면 주치의, 상담 간호사, 보건소 담당자 등의 도움을 받는 것도 좋은 방법입니다.

_질병관리본부 홈페이지 참조

참고 문헌

• 건강생활안내서, 질병관리본부 의료기관감염인상담사업단, 2014.
• 질병관리본부 국가에이즈예방사업, www.cdc.gov
• Bonnet F, Lewden C, May T, et al. Opportunistic infections as causes of death in HIV-infected patients in the HAART era in France. Scandinavian journal of infectious diseases. 2005; 37(6-7): 482-487.
• Choe KW. Epidemiology of HIV/AIDS-Current Status, Trend and Prospect. J Korean Med Assoc 2007; 50(4): 296-302.
• Fauci AS, Pantaleo G, Stanley S, Weissman D. Immunopathogenic mechanisms of HIV infection. Ann Int Med. 1996; 124: 654-63.
• Harrison's Principle of Internal Medicine 19th ediction, McGraw-Hill education 2015.
• Jones JL, Hanson DL, Dworkin MS, et al. Surveillance for AIDS-defining opportunistic illnesses, 1992-1997. MMWR. CDC surveillance summaries: Morbidity and mortality weekly report. CDC surveillance summaries/ Centers for Disease Control. Apr 16 1999; 48(2): 1-22.
• KCDC. Annual Report on the Notified HIV/AIDS in Korea, 2014. http://www.cdc.go.kr/
• Maartens G1, Celum C2, Lewin SR3. HIV infection: epidemiology, pathogenesis, treatment, andprevention. Lancet. 2014 Jul 19; 384(9939): 258-71.
• Piot P, Colebunders R. Clinical manifestations and natural history of HIV infection in adults. Western J Med. 1987; 147: 709-12.
• Sharp, PM and Hahn, BH. Origins of HIV and the AIDS pandemic. Cold Spring Harb Perspect Med. 2011; 1: 006841
• UNAIDS. 2015 World AIDS Day report. http://www.unaids.org

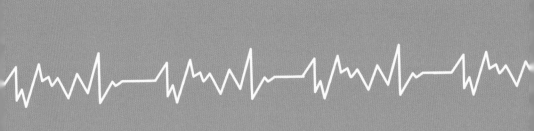

에볼라 바이러스

걷잡을 수 없는
죽음의 공포

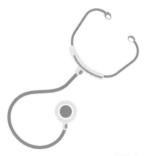

신형식
NMC 감염병연구센터장

영화 소재가 될 만큼 위협적인 에볼라 바이러스

1995년도에 개봉한 영화 〈아웃브레이크〉를 보신 적이 있나요? 더스틴 호프먼이 주연한 그 영화에 나오는 모타바 바이러스는 실재하지 않는 가상의 바이러스로, 영화적 영감을 준 에볼라 바이러스를 과장해서 설정한 것이라고 합니다.

에볼라는 에볼라 바이러스(Ebola virus)에 의한 감염병으로, 과거에는 피를 흘리며 사망하는 경우가 많아 '에볼라 출혈열'로 불렸습니다. 현재는 에볼라 바이러스 감염병, 또는 간단히 에볼라라고 부르기도 하죠. 사망률이 80~90%에 이르러 지구상에서 가장 치명률이 높은 위험한 바이러스로 알려져 왔습니다.

2013년 12월부터 에볼라가 유행하면서 서아프리카 지역의 라이베리아, 시에라리온과 기니, 이 세 나라에서 많은 환자가 발생하였습니다. 이후에 나이지리아, 미국과 유럽으로 환자들이 확산되면서 전 세계적인 유행이 발생할지도 모른다는 우려로 지구상의 각 나라는 에볼라 환자 발생에 대비하느라 전력을 기울여야 했습니다. 특히 2014년 7월 나이지리아에서는 라이베리아에서 온 환자 1명이 10여 명의 의료진을 감염시켜 상당수가 사망했습니다. 이를 계기로 세계보건기구(WHO)는 국제 공중보건 비상사태를 선포하면서 유엔과 공동으로 에볼라 박멸을 위해 국제적 협력에 나서게 되었어요. 우리나라는 2014년 10월 아셈 정상회의에서 박근혜 대통령께서 우리나라 의료진을 서아프리카에 파견하여 에볼라 확산 억제와 고통받는 주민들을 도와주겠다고 약속하기도 했습니다.

이토록 전 세계가 두려워하는 에볼라 바이러스, 과연 어떤 바이러스일까요?

에볼라 바이러스와 유행 양상

인류를 멸망케 할 만한 높은 사망률
갑자기 사라져 한때는 신비의 질병으로도 불려
현대의 교통 발달과 세계화는 감염의 양상과 규모를
상상할 수 없을 만큼 증폭해

에볼라 바이러스는 필로 바이러스과의 에볼라 바이러스속 내에서 에볼라 바이러스종에 속하는 바이러스의 총칭입니다. 간단히 '에볼라'라고 부르는 경우가 많은데 에볼라 바이러스를 지칭하는 것 외에도 이것이 일으키는 에볼라 출혈열(Ebola hemorrhagic fever, EHF), 또는 에볼라 바이러스 감염증(Ebola virus disease, EVD)을 의미하기도 합니다.

에볼라 바이러스는 단일가닥을 가진 RNA 바이러스입니다. 긴 막대 모양이거나 나뭇가지 형태이고 지름은 80나노미터, 길이는 700~1400 나노미터입니다. 사람 세포의 세포질 내에서 복제가 이루어지며 여러 가지 다양한 세포에 감염됩니다. 1~10개의 바이러스가 침입하여도 감염증이 발생하여, 보호복을 입고 치료하지 않으면 의사와 간호사도 쉽게 감염됩니다. 아프리카 주민들은 주로 사망한 환자의 사체를 씻기고 얼굴에 키스하는 장례 문화가 있기 때문에 가족이나 친척, 마을 주민으로 급속하게 확산되는 경우가 많다고 합니다. 이와 같이 접촉으로 감염이 이루어지므로, 신종인플루엔자와 같이 대규모 유행은 발생하지 않는다니 그나마 다행이죠.

유행이 발생할 때마다 공기 감염으로 확산된다는 주장이 대두되기

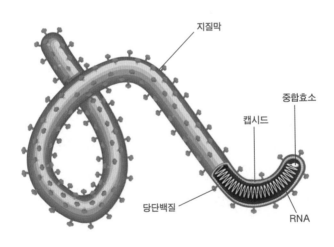

에볼라 바이러스의 구조

도 하였으나 과학적 근거는 없습니다. 생존자의 정액에서 수개월간 에
볼라 바이러스가 나오기 때문에 과거에 성관계를 통한 감염 가능성도
거론되었습니다. 실제로 2014년 서아프리카 유행 이후 생존자와의 성
관계를 통한 감염이 확인되었고, 생존자의 정액에서 9개월 후에도 에
볼라 바이러스가 검출되었습니다.

에볼라 바이러스는 1976년 자이르와 수단에서 거의 동시에 발생했
습니다. 당시 벨기에의 미생물학자 피오트 박사와 연구 팀이 현재 콩
고민주공화국(과거 자이르)의 에볼라 강 주변 마을에서 발견한 데서
에볼라 바이러스라는 이름이 유래되었습니다.

에볼라 바이러스에는 다섯 가지 아형이 있는데요, 자이르 바이러스,
수단 바이러스, 타이 포레스트 바이러스, 분디부교 바이러스와 레스톤
바이러스입니다. 이 중에서 자이르 바이러스가 가장 흔하고 사망률이
높으며 2014년도 서아프리카 3개국에서 유행하였던 아형입니다. 필리
핀에서 기원한 레스톤 바이러스를 제외하고는 모두 아프리카 기원의
바이러스입니다.

1976년 자이르에 처음 에볼라 출혈열이 발생했을 때 318명의 환자
가 발생하여 280명이 사망함으로써 88%의 사망률을 기록했어요. 88%
라는 사망률은 질병 중에서는 최고 수준의 사망률이었죠. 이보다 더
치명적인 질병은 현재까지 없었습니다. 인류를 멸망케 할 만한 정도
의 높은 치명률이기에, 많은 사람들이 두려움에 떨어야만 했죠. 그 직
후 수단에서 또다시 유행하여 284명 감염에 151명의 사망자를 냈지만,
어느 날 갑자기 이 병이 사라져 버렸습니다. 그 때문에 공포감을 안겨

주는 신비의 질병 취급을 받게 되었죠.

에볼라 바이러스의 숙주는 과일박쥐로 알려져 있고 중앙아프리카의 고릴라에 감염증이 유행하여 많은 고릴라가 죽기도 하였습니다. 사람에게 감염되는 경로는 과일박쥐와 접촉하거나 과일박쥐를 주민이 먹는 과정에서 감염되기도 하고, 감염된 유인원에게서 사람에게 옮겨 감염되기도 합니다.

이러한 감염 대부분은 소수의 사람이 감염되어 사망하면 대규모 유행으로 이어지지 않으나, 사람 사이의 접촉(사망한 사람을 씻기고 얼굴에 키스하는 장례 문화)으로 감염되기 때문에 한번 전파되기 시작하면 수백 명 이상의 대규모 유행이 발생하게 됩니다. 2014년 서아프리카 3개국에서의 대규모 유행이 발생하기 전에 약 20여 차례 유행이 발생한 적이 있는데, 그중에서 가장 많은 사람을 감염시킨 경우는 2000년에 우간다에서 425명이 감염되어 224명이 사망하였습니다.

사망률이 높고 치료법이 없었기 때문에 과거에는 유행이 발생하면 마을을 봉쇄하여 에볼라 유행이 저절로 소멸하기를 기다리는 방법이 최선이었습니다. 그런데 2014년 서아프리카 3개국(기니, 시에라리온, 라이베리아) 유행에서는 3개국이 서로 접하고 있는 시골 마을에서 발생한 에볼라가 교통로를 따라 인구가 많은 3개국의 수도로 확산되면서 2만 8000여 명이 발병하는 사태가 벌어졌습니다. 이는 시대의 변천에 따라 전염병의 유행 양상이 어떻게 달라질 수 있는지를 보여 주는 극단적인 사례였습니다. 특히 감염된 라이베리아 주민이 이제는 흔해진 비행기 여행을 통해서 나이지리아를 방문하게 되었고, 나이지리아에서 그 라이베리아 주민의 병이 심해지면서 치료하던 다수의 의료진을 감염시켰습니다. 이 사건은 전 세계에 위기감을 불러일으켰고, 급기야 WHO가 국제 공중보건 비상사태를 선포하여 에볼라 유행이 어느 한 나라의 문제가 아닌 지구상 모든 나라의 문제로 모두 협력하여 대응해야 함을 일깨워 주는 계기가 되었습니다.

임상 증상과 진단, 치료

감염 초기 증상으로는 다른 감염병과 구분하기 어려워
진단, 치료 등의 모든 과정에서 철저한 감염관리가 필요해
자체 면역기능이 바이러스를 이길 때까지
보존적 치료로 시간을 버는 게 현재의 최선

에볼라 바이러스에 감염되면, 약 8~10일(짧게는 2일, 최장 21일) 동안의 잠복기 후, 갑자기 심한 두통, 발열, 근육통, 오심, 구토가 나타납니다. 발열이 지속되면서 심한 설사가 발생하여 탈수 증상이 나타나고 저혈압과 함께 의식이 떨어지는 증상을 보입니다. 일부 환자에게서는 기침을 동반한 가슴 통증도 발생합니다. 발병하고 5~7일째에 대개 구진 같은 피부발진이 나타나고, 이후에 피부가 벗겨집니다. 이 시기쯤부터 피부와 점막에서 출혈 경향이 나타나기도 하기 때문에 에볼라 출혈열이라고 부르기도 합니다. 이 밖에 얼굴과 목, 고환의 부종, 간종대, 안구충혈, 인후통 및 관절통 등도 나타날 수 있습니다. 회복하는 경우에는 발병 10~12일 후부터 열이 내리고 증상이 호전을 보일 수 있으나, 해열되었다가도 다시 발열이 재발하는 경우가 있습니다. 치사율은 바이러스의 아형에 따라 50~89%로 매우 높습니다.

에볼라 바이러스병 감염 초기에 발생하는 발열, 근육통, 오심, 구통 등의 비특이적인 증상들은 장티푸스, 말라리아, 라싸열 등 다른 감염병들과 구분하기 어렵습니다.

임상적으로 명확한 출혈 증상은 전체 환자의 3분의 1 정도에서만 나타나는 것으로 알려져 있어요. 그래서 아프리카 유행지 여행력 확인이 중요하며, 환자 또는 의심 환자와 밀접한 접촉이 있었는지 여부와 의료기관 또는 실험실에서 일한 적이 있는지, 장례식에 참석한 적이

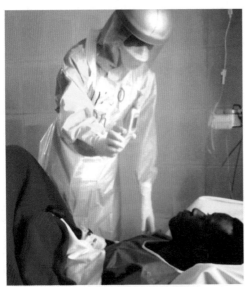

치료를 받고 있는 중증 에볼라 환자의 모습

있는지, 박쥐나 유인원 등과 접촉한 적이 있는지도 확인이 필요합니다. 이러한 환자를 진료할 때는 적합한 개인보호장비(마스크, 얼굴보호대, 장갑, 보호덧신, 머리까지 덮는 보호복)를 착용해야 해요. 특히 진료하고 나서 개인보호장비를 벗는 과정에서 손이나 얼굴이 오염되지 않도록 주의를 기울여야 합니다.

진단은 의심 환자의 혈액 검체에서 역전사 중합효소 연쇄반응(Reverse Transcriptase Polymerase Chain Reaction, RT-PCR) 검사로 에볼라 바이러스의 RNA를 검출하는 방식으로 이루어집니다. 혈액 채취 과정과 검사 진행 과정에서 감염이 발생할 수 있기 때문에 모든 과정에서 감염관리를 철저히 해야 합니다.

혈액 채취 시 주사바늘에 찔려 감염되는 경우가 있으므로 주사바늘에 찔리지 않도록 하고, 모든 혈액이나 체액을 진료실 밖으로 운송할 때에는 삼중 기밀용기에 담아 운송합니다. 검사 과정에서 혈액이 검사장비나 검사실에 오염되지 않도록 하고, 혈액을 분리할 때는 원심분리기를 사용하게 되는데, 원심분리를 할 때 혈액이 에어로졸화되어 공기 중에 누출되지 않도록 합니다. 최근 에볼라 바이러스 감염을 15분 이내에 진단할 수 있는 크로마토그래피 면역검사법(ReEBOV)이 개발되어 간편하고 신속하게 진단할 수 있게 되었지만 정확성이 떨어진다는 단점이 있습니다.

에볼라의 치료는 에볼라 바이러스에 대한 특효 약제가 개발되어 있지 않기 때문에, 쇼크와 출혈 경향에 대한 보존적 치료를 하면서 감염인의 면역기능이 바이러스를 이겨내는 데에 필요한 시간을 기다리면서 생존하게 하는 방법이 최선입니다.

2014년의 서아프리카 에볼라 유행 때는 지맵(ZMapp) 등의 인간화 단일클론 항체(humanized monoclonal antibody)가 실험적으로 사용되었으나, 효과 및 안전성은 명확히 연구되지 않았습니다. 1995년 콩고에서 에볼라가 유행할 때 생존자의 혈청으로 치료한 환자들이 낮은 사망률을 보였습니다. 이는 생존자의 혈청에 에볼라 바이러스를 퇴치할 수 있는 항체가 많이 포함되어 있어서 그 점을 이용한 치료법이었습니다. 하지만 2014년 에볼라 유행 때에는 많은 환자들을 대상으로 연구가 진행되었으나 안타깝게도 생존자의 혈청을 이용한 치료는 그 효과가 뚜렷하지 않았습니다. 이 밖에도 인플루엔자 치료로 일본 제약회사에서 개발된 아비간(favipiravir)이 다양한 RNA 바이러스의 복제를 억제하기 때문에 에볼라 치료에도 시도되었으나, 이마저도 효과는 명확하지 않았습니다.

저혈압과 출혈에 의한 다발성 장기 손상이 발생하여 발병 후부터 7~14일 무렵에 사망하는 경우가 많습니다. 회복하는 경우에는 발병 10~12일 후부터 열이 내리고 증상이 호전될 수 있습니다. 생존자에게서 눈의 안내염이 발생하여 실명하기도 하였고, 관절염 증상이 장기간 나타났습니다.

예방

환자의 격리를 통해 접촉에 의한 전파를 막아
의료진은 치료 시 감염에 주의해야
회복한 이후에도 상당 기간 바이러스가 검출되기에 유의해야

에볼라 감염의 확산을 억제하기 위해 여러 가지 방법이 시도되었습니다. 가장 확실한 방법은 환자를 격리하여 환자의 혈액이나 분비물을 통해 가족이나 의료인에게 전파되는 것을 막는 것이죠.

에볼라 바이러스는 환자나 환자의 체액으로부터 접촉에 의하여 전파됩니다. 드물게는 환자가 기침할 때, 또는 치료 시 에볼라 바이러스가 환자의 입으로부터 작은 입자로 튀어나와 1미터 이내의 가까운 거리에서 장시간 밀접한 접촉이 있을 경우 전파될 수 있는 것으로 알려져 있습니다.

결핵이나 홍역과 유사하게 에어로졸로 감염된다는 근거는 없습니다. 따라서 유행 지역의 의료기관은 에볼라 감염을 신속하게 확진할 수 있는 검사 체계와 함께, 환자 발생 시 환자를 다른 사람들과 완전히 격리할 수 있는 시설을 갖추어야 합니다. 의사와 간호사는 치료 시 감염되지 않도록 장갑, 얼굴보호대, 마스크안경, 보호덧신, 전신을 덮는 보호가운 등의 개인보호장비를 착용하여야 합니다.

아프리카 여행 시 과일박쥐, 고릴라, 침팬지, 원숭이 등과 접촉하지 않는 것이 좋으며, 특히 동물의 사체를 직접 접촉하지 않아야 합니다. 아프리카의 전통적인 장례 문화를 통해 감염되는 경우가 흔하므로 주의해야 합니다. 어머니가 감염되었을 때 수유를 하는 아이에게 전염이 될 수 있으므로, 수유는 삼가야 합니다. 물론 감염된 어머니와의 접촉도 하지 않아야 하죠.

에볼라에서 회복된 생존자의 정액이나 질액, 소변, 모유에서 상당기간 살아 있는 바이러스가 검출됩니다. 특히 성관계를 통하여 전염된 사례가 보고되었고 생존한 여성의 질액에서는 회복된 후 33일까지, 남성의 정액에서는 회복된 후 9개월까지 바이러스가 검출되기 때문에 이 기간에는 콘돔을 착용하고 성관계를 하여야 합니다.

백신이 개발되어 연구되고 있으며 아직 승인되지는 않았습니다. 에볼라 바이러스에 노출된 후 발병하기 전에 백신을 접종하면 예방 효과가 있는 것으로 알려져 있습니다.

서아프리카로 가는 길

에볼라치료센터에서 마주한 환자들 속에서
신종 감염병을 대하는 의료인의 자세를 배우다

에볼라 환자의 치료 과정은 세계 모든 나라의 거의 모든 의사와 간호사에게는 처음 경험하는 것이었다. 의사와 간호사도 감염되면 사망률이 일반인과 비슷하기 때문에 치료 과정에서 감염되지 않도록 하는 것이 필요하다. 마스크, 얼굴보호대, 수술용 장갑, 물이나 혈액이 통과되지 않는 장화, 전신을 감싸는 보호복을 착용하게 된다. 특히 환자를 치료한 후 벗는 과정에서 입었던 보호복, 마스크, 장갑이나 장화에 묻어 있던 바이러스가 손에 묻어서 감염되는 경우도 있었다. 따라서 서아프리카로 가기 위해서는 의사와 간호사, 검사실 직원, 행정 담당자 모두 감염되지 않도록 교육과 훈련이 필요하였다.

우리나라 의료진도 국내에서 3일간 교육을 받았다. 그리고 영국에서 5일간 다시 교육을 받게 되었는데, 당시 교육하는 강사들 중에는 예전에 '국경없는 의사회'의 일원으로 에볼라 환자를 치료한 경험이 있는 의료진이 있었는데, 본인의 경험을 토대로 진행하는 교육과 훈련이 많은 도움이 되었고 의사와 간호사의 자신감을 심어 주는 훌륭한 교

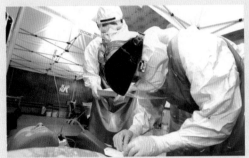
국내에서 에볼라 환자 진료 훈련하는 해외긴급구호대

육이었다.

영국에서 시에라리온으로 향하는 비행기의 경험은 매우 특별하였다. 중간에 모로코 카사블랑카에서 비행기를 바꿔 타게 되었는데 비행기 안에는 세계 각지에서 온 의료진과 행정요원들이 있었다. 자신을 돌보지 않고 위험한 에볼라에 맞서고자 가 보지도 않았던 나라로 가는 많은 사람을 보면서, 전쟁터로 향하는 동료를 만난 기분이 이런 것이겠구나 하는 생각이 들었다.

우리나라 의료진은 각국의 의료진 중에서도 서아프리카 3개 국가에서 가장 멀리 떨어진 나라의 참여자들이었다. 우리나라 의료진은 비행기 안의 모든 사람들이 처음 보는 사람들이었지만, 오랜만에 다시 만난 친구처럼 반갑게 인사하면서 껴안고 싶은 마음을 느꼈다. 앞으로 어떤 어려움이 닥칠지 모르지만 우리나라 의료진 모두가, 각 나라 의료진 모두가 무서운 전염병에 맞서 잘해 내기를……, 기필코 에볼라를 박멸하고 모두 건강한 모습으로 다시 만나기를 빌었다.

새벽 1시쯤 공항에 도착해서 입국 수속을 하는 것은 지루한 일이었다. 알코올인가? 소독약 냄새가 시에라리온 공항 직원과 함께 우리를 맞아 주었다. 미리 파견 나와 있던 외교부 담당자도 마중을 나왔다. 한밤에 보트를 타고 강을 건너서 프리타운 시내를 통과하여 프리타운 바로 남쪽의 가드리치 에볼라치료센터로 향했다. 프리타운 시내와 가드리치 에볼라치료센터 주변은 평온했고 어디에도 에볼라의 흔적은 없었다. 에볼라치료센터로 향하는 길은 우리나라 시골길과 비슷했다. 가끔씩 지나가는 차량에 탄 주민들이 우리에게 손을 흔들어 주었다.

아침저녁으로도 땀이 날 정도로 더웠고 점심 무렵에는 땡볕에 피부가 화상을 입을 정도로 햇살이 따가웠다. 에볼라치료센터 입구에서 체온을 재고 염소 소독수로 손을 소독하고 본격적인 실전 훈련을 마친 후, 보호복으로 전신을 무장하고 환자를 진료하기 위해 에볼라치료센터 환자구역으로 발을 디딜 때가 몹시 두려웠다. 하지만 환자를 마주한 다음에는 오로지 환자를 치료해야겠다는 마음 하나만 남았다.

에볼라 환자가 급격하게 증가할 때는 의료진 모두가 쉴 틈이 없었다. 보호복을 입고 진료하기란 쉽지 않았다. 많은 환자들이 사망하였고 완치된 환자들 중에도 가족이 사망한 경우가 많아 돌아갈 가정이 없었다. 실로 전쟁터가 이런 게 아닌가 생각이 들 정도였다.

　매일 반복되는 일들 속에서 우리나라 의료진은 많은 일에 익숙해져 갔고 시에라리온에 온 지 4주 만에 한국 에볼라 해외긴급구호대 2진이 우리와 교대하기 위해 왔다. 아주 반가웠고 홀가분해졌다. 1주간을 같이 보내면서 많은 업무를 인계한 후 귀국하였다.

　귀국 후 3주간 인천공항 근처의 격리소에서 격리 생활을 하면서 약 6주간의 해외파견 생활을 되돌아보았다. 동료들과는 감염병 유행에 대해 토론하면서, 혹시라도 치명적인 감염병이 국내에 유행하게 된다면 최선을 다해 조기에 유행이 끝날 수 있도록 노력하자고 마음을 다졌다.

　서아프리카 3개국에서 유행했던 에볼라 진료에 참여했던 의사로서 많은 경험을 하였고 새로운 것을 배웠다. 특히 의사와 간호사가 치명적인 신종 감염병을 진료할 때 어떤 자세로 일해야 하는지에 대해 여러 가지로 생각하게 되었다. 에볼라 치료는 단순히 에볼라 환자를 치료하는 문제가 아니었다. 환자들이 사망하고 가정과 사회가 무너지고 국가의 존망이 걸린 문제였다. 파견 갔던 여러 나라의 의사와 간호사가 감염되었을 때 고국으로 후송하여 치료하는 일련의 과정 또한 의학의 한 부분으로 발전시켜 나가야 할 것이었다. 에볼라 환자가 사망하는 걸 보면서 주민들이 느끼는 공포감과 각 나라 국민의 두려움 또한 치료와 전염병 확산의 대응에 많은 영향을 주었다.

그렇다면 의료진은 과연 어떤 자세로 진료에 임하여야 하는가?

첫째, 의료인으로서의 직업의식이 필요하다. 히포크라테스 선서를 한 다음 의사가 되었고, 나이팅게일 정신을 이어받은 간호사이므로 자신이 위험에 처할 수도 있는 환경일지라도 나서야만 하는 것이다.

둘째, 자신을 돌보지 않는 헌신과 용기가 필요하다. 의료인도 에볼라가 두렵다. 감염되면 최선을 다해 치료해도 10명에 1명 정도는 사망한다. 최신의 치료법으로 치료하여 산다고 하여도 뇌수막염이나 눈의 안내막염이 생겨 실명할 수도 있다. 말하자면 의사나 간호사로서의 생명이 끝나는 것이다. 하지만 의료인이기에 감당해야만 한다.

셋째, 새로운 전염병에 대한 열정적인 탐구력과 노력이 필요하다. 에볼라를 진료할 때 감염되지 않도록 하려면 새로운 감염관리 기법이 필요하다. 의료진 감염을 피하기 위해 에볼라 치료를 최소한도로 하게 되면 감염관리 기법도 간단해진다. 그러나 에볼라 치료를 최상으로 하게 되면, 즉 인공호흡기 치료를 하거나 중환자 치료를 더 적극적으로 할 때에는 감염관리 기법이 아주 복잡해진다. 따라서 처한 상황에 따라 새로운 감염관리 기법을 적용해야 하기 때문에 매 순간 새로운 기법을 적용하면서 다시 문제점을 파악하고 교정하려는 탐구 정신과 연구 노력이 필요하다.

넷째, 의료인들 간의 소통과 정직이다. 환자를 진료하면서 자신에게 어떤 노출이 있었을 경우 아무것도 아닌 것으로 생각하고 넘어갈 수도 있지만, 누군가 감염되면 같이 일하는 동료에게 전염시킬 수 있기 때문에 사소한 문제점이라도 동료에게 얘기하고 서로 간의 의견을 모으는 것이 필요하다.

다섯째, 긍정적인 사고와 육체적인 강인함이 필요하다. 에볼라 진료 현장은 항상 스트레스가 많은 환경이므로 긍정적인 사고로 스트레스를 줄여 주어야 사고가 날 가능성이 줄어든다. 또한 더운 환경에서 보호복을 입고 진료할 때에 땀이 많이 나고 쉽게 지치게 된다. 따라서 육체적으로 건강해야 에볼라 환자를 잘 치료할 수 있다.

그렇다면 치명적인 새로운 감염병을 진료할 때 어떤 자세가 좋지 않은가?

첫째, 과신이다. 물론 자신과 동료를 신뢰하고 자신감을 가지고 일하는 것이 필요하지만, 잘 밝혀지지 않은 질병을 진료할 때에도 모든 것을 다 잘 알고 있고 잘할 수 있다는 식의 태도로는 새로운 환경에 처했을 때 적합한 해결 방안을 찾아내지 못하게 되며 실수도 많아진다.

둘째, 무지와 안일한 태도이다. 알려져 있는 지식도 모르면서 환자를 진료하거나, 아무튼 잘되겠지 하는 무사안일한 태도로는 적합한 해결 방안을 찾아내지 못한다.

셋째, 독선적인 행동이다. 다수의 의료진이 같이 협력하면서 일하기 때문에 본인만의 치료법을 주장하거나 감염관리에 공동의 보조를 맞추지 않으면 에볼라라는 적 앞에 무너지게 된다.

넷째, 악한 마음을 갖는 것이다. 같이 일하는 동료가 잘하고 있을 때 칭찬해주지는 못할망정, 동료의 사소한 잘못을 들추어 공격하거나, 자신의 잘못은 감추고 자신이 잘한 것들을 자랑하여 자신을 돋보이게 하려는 마음은 같이 일하는 모든 동료의 마음을 무겁게 하여 에볼라라는 적 앞에서 많은 동료의 사기를 떨어뜨리게 된다.

다섯째, 보상을 바라는 마음이다. 자신을 돌보지 않고 앞장서서 헌신하였기 때문에 사람이라면 대부분 나중에 보상을 바라게 된다. 그러나 보상이란 주어질 수도, 주어지지 않을 수도 있다. 보상을 바라게 되면 보상이 주어지지 않았을 때 실망하게 되고 자신이 그러한 선택을 한 것을 후회하게 된다. 장기적으로 보면 보상을 바라는 마음은 좋지 않다. 왜 헌신하여 앞장섰는가. 결정했을 때의 그 순수한 마음을 유지하는 것이 필요하다.

에볼라 환자를 격리하여 치료하려면 많은 의사와 간호사, 보조 인력, 및 행정 인력 등이 서로 협력하여 치밀하게 일을 해야 한다. 특히 한 국가의 전국적인 유행 확산을 억제하고 조기에 종식시키려면 함께 일하는 모든 사람이 한마음 한뜻으로 서로 돕고 위로하고 격려하면서 치명적인 감염병에 맞서는 것이 필요하다.

2015년, 메르스와 맞선 국립중앙의료원의 이모저모

전국이 메르스 감염이라는 불안과 공포로 떨고 있을 당시,
국립중앙의료원에는 30명의 메르스 환자가 입원 진료를 받았습니다.

대한민국의 시간의 흐름을 바꾸어 놓았던 그 60일,
실로 숨 막히는 나날의 연속이었습니다.

그때의 모습을 담은 사진을 통해
앞으로 닥쳐올지도 모를 또 다른 신종 감염병에 대비하는
국립중앙의료원의 현주소를 살펴봅시다.

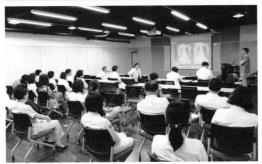

다학제 진료팀 운영을 통해
메르스 환자의 효과적인 치료 방안을 논의하는 모습

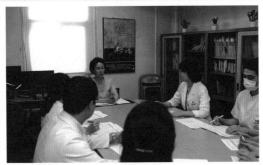

메르스 확진 환자 및 직원들을 위한
정신건강 전담팀의 운영 및 회의 모습

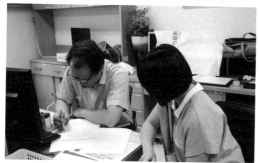

원내 직원 메르스 노출을 막기 위한 감염관리실 회의 모습

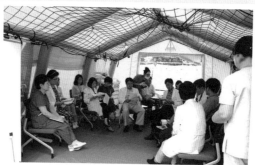

음압 텐트 내에서 실시된 의료진 긴급 대책 회의

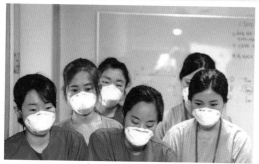

진료회의에 열중하고 있는 격리병상 간호진

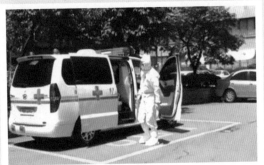

메르스 첫 번째 확진 환자 입원 당시

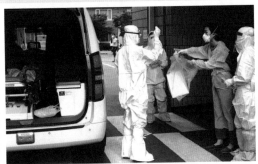

타 병원에서 국립중앙의료원으로 메르스 확진 환자의 전원

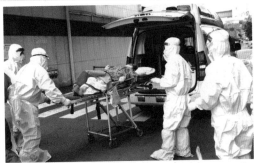

타 병원에서 국립중앙의료원으로 메르스 확진 환자의 전원

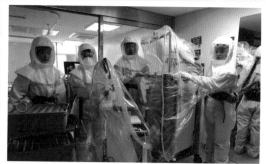

메르스 확진 환자의 위내시경 시술 시행

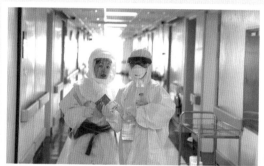

국가지정 격리병상에서 근무 중인 의료진들

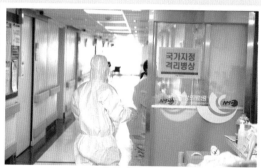

메르스 확진 환자를 치료한
국립중앙의료원의 국가지정 격리병상

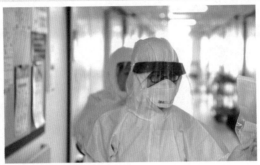

격리병상에서 근무 중인 의료진

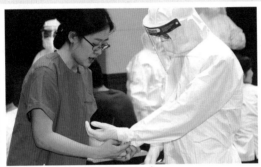

환자 진료 전 보호복 착의 상태 확인

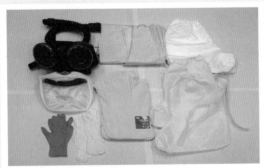

메르스 환자 진료 시 사용된
level C 보호구와 전동식 호흡장치(PAPR)

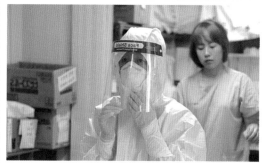

환자 진료 전 보호복 착의 상태 확인

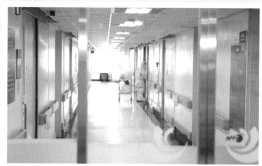

국가지정 격리병상

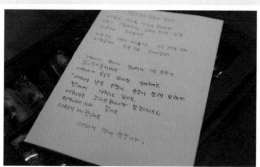

면회가 금지되어 만날 수 없는 환자 가족이
환자에게 보낸 편지

21세기
감염병 예방과 치료를 위한
전문가들의 제언

현대인과
바이러스

초판 1쇄 발행일 | 2016년 6월 30일
초판 3쇄 발행일 | 2016년 9월 1일

지은이 | 국립중앙의료원 감염병센터 강유민, 김가연, 김연재, 김재윤, 신형식, 진범식
펴낸이 | 안명옥
펴낸곳 | 국립중앙의료원

기획 | 국립중앙의료원 감염병센터 강유민, 김가연, 김연재, 김재윤, 신형식, 진범식
편집 | 구상나무
디자인 | 꼬리별
일러스트 | 엄유진

출판등록 | 제2016-000060호
주소 | 서울특별시 중구 을지로 245 국립중앙의료원
전화 | 02-2276-2337
팩스 | 02-2276-2319

ⓒ 국립중앙의료원, 2016

ISBN 979-11-958305-0-3 93510

이 도서의 국립중앙도서관 출판예정도서목록(CIP)은
서지정보유통지원시스템 홈페이지(http://seoji.nl.go.kr)와
국가자료공동목록시스템(http://www.nl.go.kr/kolisnet)에서 이용하실 수 있습니다.
(CIP제어번호: CIP2016015746)